子どものための ファンクショナル ローラーピラティス

からだ遊び，フォームローラーを使った遊びとエクササイズ

中村尚人／保坂知宏［著］

FUNCTIONAL ROLLER PILATES for KIDS

NAP
Limited

はじめに ●●

　子どもは，人がプログラミングした人工物ではなく，「自然」そのものです。彼らの持っ
ている潜在能力は無限大です。脳は先に脳細胞をたくさん作り，必要ないものを除去し
て行く方法で環境に最適化を図ります。つまり，子どもの脳細胞はどんな環境にも最適
化できる最高の柔軟性と可能性を秘めているのです。父親である私も，いかに子どもの
可能性，才能を潰さないように育てて行くのかを常に考えています。

　ファンクショナルローラピラティス®（以下，FRP）は，「コントロロジー」という体
を制御する能力を高めるエクササイズです。我々は，「ピラティス」考案者であるピラティ
ス氏のコンセプトを継承しつつも，解剖学や運動学の視点を取り入れ，この FRP をフォー
ムローラーを用いて行うエクササイズとしてまとめました。

　都市化が進んだ現代では，自然は身近な存在でなくなり，残念なことに，子どもが木
登りや川遊びによって思う存分体を動かす機会が減っています。また，国レベルで子ど
ものスポーツが奨励され，偏った運動の繰り返しによって，体が歪むことも多くなって
きています。理想を言えば，子どもは野山を駆け巡っていることが自然です。しかしそ
れは，今日の環境の中ではなかなか現実的でないことも事実です。

　FRP は，体を整え，遊びの要素を取り入れて楽しみながら，体を機能的に思いきり動
かすことができます。家庭の中だけでなく，保育・学童保育の現場や，スポーツのコンディ
ショニングにも活用いただければ，考案者として大変幸せです。

　子どもの頃に，体に意識を持って行くエクササイズをしていてよかった，体が歪まな
くてよかったと思える未来が，子どもたちに来ることを祈っています。未来を担う子ど
もたちの心身の健康を，心から応援しています。

2020 年 3 月

中村　尚人

目　次 ●●●

II. 準　備

III. 指導の実際

●コラム

I

子どもの体と心

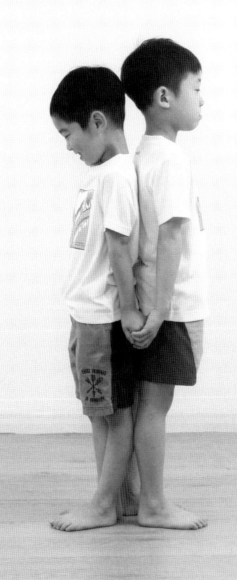

1
子どもの体力・運動能力の現状：二極化

近年，子どもの運動不足が問題視されている。山梨大学の中村和彦教授による大人と子どもの遊び場所を比較した調査（2007年）では，小学生の外遊びが減り，ゲームなどの屋内遊びに移行している様子が伺える（図1-1）。体を動かして遊べる場所や機会が減っていることに加え，テレビゲーム，スマートフォンやタブレット端末によるゲームの普及も一因と考えられる。公園に行っても，体を動かして遊ばずに，ゲームをしている子どもを多くみかける。

その一方で，スポーツクラブや運動施設の充実により，運動量が過剰な子どもや，幼い時から1つのスポーツ競技だけを行う子どもも増えている。このように，運動をしない子ども（運動不足）と，極端に運動をする子ども（運動過剰）の二極化が指摘されている。文部科学省の調査によっても，この二極化が示されている（図1-2）。

運動過剰な群では，成長への影響（特定の運動による姿勢の崩れ，成長抑制など）や，オーバーユース（使いすぎ）障害が問題視されている。運動不足の群では，体力の低下，肥満，運動が嫌いになるなどの心理的影響や，転倒などのアクシデントに対応できないために些細なことで大きなケガにつながることなどの問題がある（表1-1）。

さらに，運動不足の群は，将来ロコモティブシンドロームに移行するのではないかと危惧されている。骨粗鬆症や変形性関節症などの骨関節疾患が女性に多いことを考えると，女子中学生の2割が1週間に60分も運動していないという現状（図1-2参照）

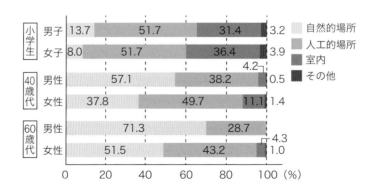

図1-1 子どもの遊び場所の変化
外遊びが減り，屋内での遊びが目立つ。
（公益財団法人日本レクリエーション協会：文部科学省委託「おやこ元気アップ！事業」ブック，おやこでタッチ！，2009より引用，中村和彦2007年調査結果より）

男子中学生
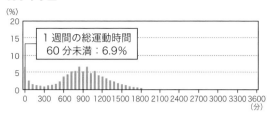

女子中学生
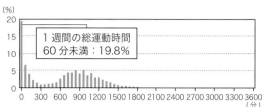

図1-2　1週間の総運動時間の分布
（スポーツ庁　2018年度全国体力・運動能力調査より引用）

表1-1　運動過剰と運動不足の子どもの問題点

運動過剰な子どもの問題点	運動不足の子どもの問題点
・特定の運動による姿勢の崩れ	・心肺機能の低下
・偏った運動による筋の不均衡	・肥満またはやせ
・スポーツのオーバーユース障害	・運動が嫌いになること
・骨の長軸方向の成長抑制（下のコラムを参照）	・転倒などのアクシデントに対応できない
	・自己効力感の低下

骨の成長抑制

　骨の成長は，主に「長さ」を成長骨端軟骨が，「幅」を骨膜が担っている。成長骨端軟骨は，軟骨にかかる圧迫刺激が強いと成長が抑制される。これをヒューター・フォルクマン（Hueter-Volkmann）則という。代表例としては，サッカーなどカッティング動作（左右に切り返す動き）が多い運動による，膝関節の内反変形（膝下が内側に弯曲すること）がある。臨床的には，脚長差も強度の圧縮刺激と関連が高いと考えている。陸上競技選手の9割に平均約6mmの脚長差があるという，X線画像を用いた驚くべき報告もある（三好 他，1986）。

　宇宙飛行士が宇宙に行くと，身長が伸び骨密度が減少するということからも，重力の圧縮刺激が生理的に骨に与える影響は大きいということがわかる。

　成長期の過度な物理的刺激は骨の成長に影響を及ぼすという事実を，運動指導者は知っておく必要がある。骨格の偏位や左右差は，その後の人生においても骨格特性としてずっとかかわってくることだからである。また，骨格特性によって，適している運動と適さない運動，やってよい動きとやらないほうがよい動きも本来決まっている。この分野の研究は実は多くなく，骨格特性の重要性や運動との関連性について，医療者でも知らない人は多い。予防の視点がなければ気づかない部分でもある。障害が起きてから対応することも重要であるが，障害が起きる前に予防するための対応が本来もっと重視されるべきだと考える。

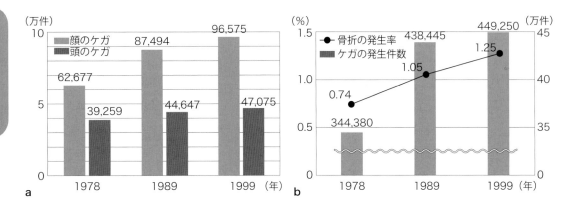

図 1-3　小学生の顔・頭のケガの発生件数の移り変わり（a）と骨折の発生率とケガの発生件数の移り変わり（b）
（公益財団法人日本レクリエーション協会：文部科学省委託「おやこ元気アップ！事業」ブック，おやこでタッチ！，2009 より引用，日本体育・学校健康センター 1999 年度調査結果より）

から，ぞっとするような未来が予測される。

しゃがむことができない，体育座りができない，つま先立ちで歩く，バンザイができないなど，運動器の機能障害も問題視されている。1999 年の調査研究から，何らかの運動器疾患・障害を有する子どもが 1 ～ 2 割いることが推定されている。また，顔や頭のケガが増加しているが，それは転んだ時にとっさに手が出ないほど運動器の機能が低下しているためと考えられる（図 1-3）。2016 年度からの学校検診への「運動器検診」の導入は，子どもの運動器に対する国の危機感の現れと考えられる。

体力の高い群と低い群を比べると，体力が高いほど自己効力感（self-efficacy：自分にある状況において目標を達成できると思う認知）が高いことが，小学生を対象とした調査で報告されている。大人にとっては，体力以外にも多様な価値観が存在するために，「体力＝自己効力感」とはならないが，子どもにとっては身体能力と自分への自信というものが強く関連しているといえるだろう。

子どもが運動嫌いになってしまうきっかけは，疲れることなどの身体的理由よりも，運動を通した劣等感や自己嫌悪感のほうが大きいといわれている。子どもは基本的に運動することが好きだが，自分よりも運動能力の高い子と比べられることで，マイナスイメージを持ってしまい，それによって運動を嫌厭してしまうという。また，このような劣等感や自己嫌悪感は，大人になってからのコンプレックスや不安感などにつながり，人格の成長や挑戦する積極性に影響を与えうる。子どもの運動指導や体育の授業では，運動に伴うマイナスイメージを持たせないような工夫が必要である。

体育の授業に関して，興味深い話がある。アメリカ，イリノイ州のある学区では，長距離走を行う時に心拍計をつけ，スピードではなく，最大心拍数に対してどれくらい努力しているかという指標を使って評価し

ているそうである（レイティ 他，2009）。この方法であれば，走ることが遅い子どもも，頑張っていることが数値からわかり，怠けているというような不必要な劣等感を植えつけずに済む。記憶力の向上に必要とされる脳由来神経栄養因子（BDNF：brain-derived neurotrophic factor，p.11 参照）は，最大心拍数の 70 〜 80％程度の比較的強度の高い運動で分泌されるという。上記のように心拍数を測ることで，運動の身体への効果のみならず，脳への効果も確認しながら指導を行えるという面でも，良い試みだと思われる。このように，子どもの運動の結果を多面的に捉えることも，子どもの運動指導に関する工夫の 1 つかもしれない。

以上みてきたように，運動過剰によっても運動不足によっても，多くの問題が生じている。これらの問題を改善，あるいは予防するには，十分なコンディショニングを行うことや，正しい体の使い方を教えることが必要である。

本書では，フォームローラーを用いた遊びやピラティスのエクササイズを行うことで，これらの問題に取り組む方法を提案する。子どもの運動不足を解消するには，体を動かす遊びによって運動量を確保することが一番である。また，ピラティスは姿勢と動きを整えるために最適なメソッドである。

（中村尚人）

運動器検診

　運動器検診の「運動器」とは，骨・関節，筋肉，靭帯，腱など，体を支えたり動かしたりする器官の総称である。これらに関連した病気やケガを「運動器疾患・障害」といい，具体的には骨折，捻挫，肉離れ，腰痛，側弯症などがこれにあたる。

　2014 年に学校保健安全法施行規則が改定され，2016 年度の学校健診から，それまで実施されていた「座高の測定」と「寄生虫卵の有無」の検査の代わりに，「四肢の状態」が必須項目として導入されることになった。運動器検診によって，骨や関節，筋肉の異常を早期に発見することにより，将来本格的な運動器疾患に進展することを防ぐことを目的としている。

2

子どもが運動することの意義

2.1　幼児期に運動能力の基盤をつくる

　多くの研究から，就園前の運動がその後の発達にも影響を及ぼすことが報告されている。「三つ子の魂百まで」ということわざもあるが，幼児期に外遊びなどで体を動かす経験は，学童期から成人期まで長く影響を及ぼす。

　育児の中で，親が何にでも手を出し，子どもの経験する機会を奪ってしまうこと（保護的態度）が，運動器の発達に影響を及ぼすことがわかっている。また，運動する習慣がある親の子どもは，運動習慣のない親の子どもに比べて，運動量が多く（図1-4），運動能力が高いこと，母親の日常の歩行量が幼児の運動機能と相関がある

ことも報告されている（足立 他，2013）。さらに，テレビの視聴など静的な遊びの時間が長い子どもは，運動能力が低いことも報告されている（足立 他，2013）。幼少期には，親が子どもにとっての環境因子であり，親が子どもと向き合う態度そのものが，子どもに影響を与える。このような事実を踏まえると，幼少期に親子とも体を動かす遊びや活動を行うことが非常に重要だということがわかる。

　スポーツ庁の2016年度の体力・運動能力調査によると，小学生（6〜11歳）の入学前の外遊びの実施状況と，10歳の段階での運動・スポーツ実施状況との関係では，外遊びの実施頻度が高いほど，10歳の段階での運動・スポーツ実施状況が高いとされている（図1-5a）。また，外遊びを

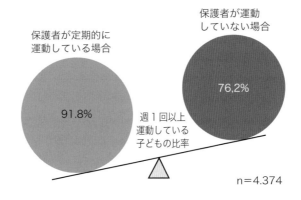

図1-4　保護者の運動習慣と，定期的に（週1回以上）運動している子どもの比率
（公益財団法人日本レクリエーション協会：文部科学省委託「おやこ元気アップ！事業」ブック，おやこでタッチ！，2009 より引用，日本レクリエーション協会 2008 年調査結果より）

a. 入学前の外遊びの実施状況別現在の運動・スポーツ実施状況

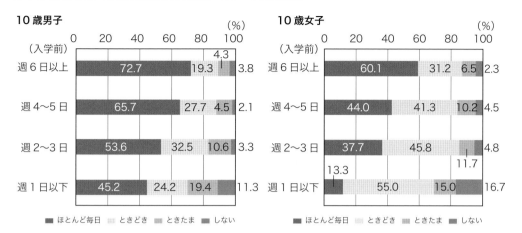

b. 入学前の外遊びの実施状況別新体力テスト合計点

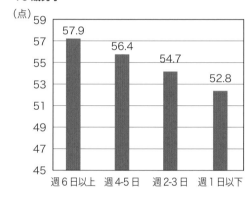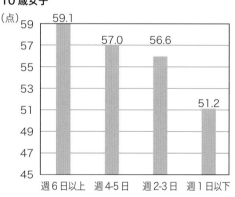

図1-5　幼児期の外遊びと小学生の運動習慣・体力との関係
入学前の外遊びの実施頻度が高いほど，現在の運動・スポーツ実施状況が高く（a），また体力テストの合計点も高い（b）。
（スポーツ庁：「2016年度体力・運動能力調査の結果について」より引用）

していた頻度が高い群ほど，体力テストの点数が高くなっている（図1-5b）。この報告では，幼児期の外で体を動かす遊びの習慣が，小学校入学後の運動習慣の基礎を培い，体力の向上につながる要因になると結論づけられている。

運動の内容については，一人遊びよりも友達と行う遊びのほうが，協調性や共感能力，言語表現能力が高くなることが報告されている。当然といえば当然のことだが，必要に迫られて使う能力ほど伸びる。子どもの時に，外で体を動かす遊びを集団で行う体験をさせることが重要である。

表 1-2 基本動作の分類

	初歩的運動技能（0～2歳）	基本的運動技能（2～7歳）
移動系	ハイハイ，四つ這い，這い上がる，歩く，登る，降りる	走る，止まる，スキップ，ホップ，跳ぶ，跳び上がる，飛び降りる，よじ登る，跳びつく，跳び越える，またぎ跳ぶ，かわす，くぐる，滑る，泳ぐ
操作系	手を伸ばす，つかむ，つまむ，はなす，放る	投げる，蹴る，打つ，つく（まりつき），叩く，捕まえる，受ける，運ぶ，担ぐ，下ろす，押す，引く，漕ぐ
平衡系	頭頚部のコントロール，転がる（寝返り），腕で支える，座る，かがむ，立つ，立ち上がる	回る，転がる，片足で立つ，バランス立ちをする，ぶら下がる，乗る，渡る，逆立ちをする，浮く

（前橋　明：0～5歳児の運動あそび指導百貨．ひかりのくに，大阪，2004 より引用）

2.2　基本動作の発達

　早稲田大学の前橋明教授は，基本動作を移動系，操作系，平衡系の3つに分類し，19の初歩的運動技能（0～2歳で発達）と，38の基本的運動技能（2～7歳で発達）としてまとめている（表1-2）。

　これらの基本動作は，木登りや川遊び，キャッチボールなど，立体的な空間で様々な遊びを行うことで発達する。しかし，近年の子どもは，テレビやゲーム機器などの奥行きのない画面を眺め，平面的な空間で体を動かさずに遊ぶことが多くなり，立体的な空間で遊びを行う機会が減っている。

　子どもには，基本動作の発達を促すために，立体的な空間で体を動かす多様な運動様式を経験させる必要がある。

2.3　脳は試行錯誤で育つ

　ヒトは「生理的早産」で生まれるといわれている。ヒトは，大脳の肥大化とともに大きくなった頭蓋骨を支えるために強靭な体が必要であるが，その体を胎生期に作ることができないため，出生後に体を大きくしていく方策をとっている。多くの哺乳類は，出生後すぐに歩き出すほど完成された体で生まれてくる。しかしヒトは，生後約3ヵ月で首が座り，6～9ヵ月で寝返り，お座りを獲得し，10ヵ月でつかまり立ち，12ヵ月で歩行，24ヵ月で走行と，およそ2年で基本的な運動を獲得する。2年という期間は，人生の中では短いようにも思えるが，他の哺乳類と比べればとてつもなく長い。ヒトは2年間もまともに動けない，変わった動物なのである。

　出生児の脳の重さは400g以下で，3年で約1,200gまで急激に成長し，その後20～22歳までに約1,400gまで緩やかに成長する。興味深いことに，ニューロン（神経細胞）の数は出生後6ヵ月までにほぼすべて揃い，徐々に減っていく。つまり，先に過剰に作って，いらないもの（無駄なもの）を淘汰して適正な数に整える方

法（刈り込み）である。出生後半年までは，すべての子どもが天才になる可能性があるが，使わない細胞は必要ないと判断され，徐々に凡人になっていくというようなことだろうか。したがって，幼少期に子どもの脳に多様な刺激を加え，できるだけ天才の可能性を減らさないというかかわり方もできる。

この「淘汰」という現象の一例として，「絶対音感」がある。絶対音感は，ヒト以外の多くの動物は当たり前に持っている。しかし，ヒトは「音」ではなく「言葉」を用いるため，あえて絶対音感を退化させて（相対音感），成長する。そのため，絶対音感を残すには，早いうちに訓練しなければいけないということになる。

歩行から走行への移行に関しては，坂道などの偶発的な変化によって歩幅が広がり，たまたま走行に移行したその「驚き」と「面白さ」が影響を与えているともいわれている。ここには，環境要素だけでなく新しい動きという偶然が心に作用する相互作用がみてとれ，興味深い。子どもは世界を肌で感じると同時に，自分自身の新しい動きのレパートリーを楽しんでいるのである。

兄弟では弟のほうが発達が早いという報告があるが，ミラーニューロンが発達しているヒトならではの好奇心が関与している

と思われる。「子は親を映す鏡」は，言動だけでなく振る舞いも映しているのである。体を実際に動かしていなくても，ダンスやミュージカルなどを鑑賞することで，視覚的な動きのイメージがミラーニューロンを通して実際の動きに影響を与えるため，外で遊べない環境であっても，脳を刺激し運動能力を高める方法はある。

ここでルーマニアの孤児研究を紹介する。ルーマニアでは，1989年に独裁政権が崩壊するまで行われていた，出生奨励法や中絶禁止法などにより，10万人の孤児が施設にあふれていたという。ここでの生活は劣悪で，狭い部屋に子どもが押し込められ，十分な愛情を受けることもなく，コミュニケーションやアタッチメントが不足した状態であった。この子どもたちを調査すると，一般的な家庭で育てられた子どもと比べIQが低く，発達障害，自閉症などが多発していたという。発達が勝手に起こるわけではないということの著明な例である。

このように，ヒトの心身の機能の形成には，出生後の環境が非常に重要である。

次節で詳しく述べるが，脳を活性化し発達させるという点で，運動は大きな効果があり，幼少期から運動を行うことはその意味でも重要だと考えられる

（中村尚人，保坂知宏）

3
脳科学からみた運動の効果

運動は身体機能にだけ効果があると思われがちだが，脳にも多大な影響を与えている。

運動は脳を活性化し，その発達を促す。脳は筋肉と同様に，運動すればするほど発達するのである。

また，運動は情動を抑制する効果があり，イライラ，衝動などをコントロールし，集中力，注意力を高めることに役立つ。

3.1 運動は脳を活性化しその発達を促す

脳には1,000億を超える神経細胞がある。何をするのにも，必ずその神経細胞の一部を使う。運動は最も広範囲に脳の神経細胞を働かせる。

脳を働かせるためには，食事で脳のエネルギー源を摂取することも大切であるが，それを燃焼させてエネルギーにするために酸素が必要である。有酸素運動を行うと，血流が促され，脳へ多くの酸素とエネルギー源が送られる。

脳は神経細胞だけで機能することはできない。脳神経細胞がシナプスを介して形成する神経回路によって機能する。運動すると，脳で新しい神経回路をつくる働きが促される。これらの脳神経回路は，新しいことを記憶したり学習したりすることに使われ，さらに機能が高まる。この脳神経回路の発達こそが，体の機能，知性，心の発達

に関係する脳の成長であるともいえる。

3.2 運動が脳を活性化するメカニズム

運動すると，全身の血流が増加し，酸素と脳活動に必要なエネルギー源が脳に送られる。脳の中では，神経伝達物質や成長因子の生成が促される。ドパミン，セロトニン，ノルアドレナリンなどの神経伝達物質は，感情のコントロールに関係する。また，脳由来神経栄養因子（BDNF）や神経成長因子（NGF：nerve growth factor）など，脳神経細胞の成長を支える物質も生成され，肥料のように脳神経細胞と神経回路の成長を促し，強化する。

3.2.1 ドパミン

ドパミンは，快楽，やる気，向上心などと関係するホルモンである。おいしいものを食べたり，友人と交流したり，運動や性行為などをすると，側坐核でドパミンの分泌量が増える。不足すると，物事への関心が低下したり，運動機能，学習機能の低下につながり，過剰になると統合失調症，過食症，アルコール依存などの傾向が高まるといわれている。ドパミンは運動を終えた数分後に分泌量が上がり，数時間はその状態が続くことがわかっている。そのため，運動はやる気の向上に優れた効果を発揮する。

3.2.2 セロトニン

　セロトニンは精神を安定させるホルモンであり，心を落ち着かせ，冷静な判断や強い精神力を促す。不足すると，ぼうっとし，うつ傾向，パニック障害にもつながる。また，投薬による過剰では，精神が不安定になり，発汗，発熱，振戦などが現れる（セロトニン症候群）。

3.2.3 ノルアドレナリン

　ノルアドレナリンは，やる気，注意深さ，集中力を促し，またストレスに反応して怒りや不安，恐怖などの感情を起こすホルモンである。不足すると気力，意欲が低下し，抑うつ状態になる。過剰だとイライラし，躁状態になる。

3.2.4 脳由来神経栄養因子 (brain-derived neurotrophic factor：BDNF)

　BDNF は，主に大脳皮質や海馬で合成されるタンパク質で，ニューロンの分化，成熟を促進し，生存を維持したり，神経系の可塑性を調節する神経栄養因子の一種である。BDNF は，脳細胞が他の物質によって傷ついたり死んだりしないように保護している。さらに，新たに生まれた細胞を助け，初期段階にある細胞の生存や成長を促す役割もある。また，脳の細胞間のつながりを強化し，学習や記憶の力を高める。BDNF は有酸素運動で増加するが，筋力トレーニングでは同じ効果を得ることはできない。

3.3 脳に対する運動の効果の事例

　脳に対する運動の効果について，米国では以下のような事例が確認されている（レイティ他，2009）。

- **授業の前に運動を行ったところ，学力が飛躍的に上がった**：米国イリノイ州シカゴにあるネーパーヴィル203学区（小学校14校，中学校5校，高校2校）は，0時限目（1時限目の前）に有酸素運動を行う独自の体育プログラムを導入しているが，1999年の国際数学・理科教育動向調査 (TIMSS) において，理科が世界1位，数学が世界6位となった。

- **運動プログラムを行うようになってから，テストの平均点が17〜18%上昇した**：米国ペンシルバニア州タイタスヴィルの中学校の生徒たちの標準テストの点数は，2000年に運動プログラムがスタートしてから，州の平均以下から，リーディング（読解）が州平均の17%上，数学が18%上になった。さらには，2000年以降，550名の中学生の中で，殴り合いが一度も起きていない。

- **有酸素運動を行う時間を増やしてから，校内暴力が減少した**：米国ミズーリ州カンザスシティのウッドランド小学校では，2005年より，体育の授業を週1回から毎日45分に増やし，有酸素運動を行うようにした。その結果，生徒の健康状態は劇的に改善され，校内の暴力事件が前年度の228件から95件にまで減少した。

日本国内の幼稚園や小学校でも，運動の効果について，以下のような事例がみられる。

- 神奈川県の藤野北小学校では，2007年から15分程度の始業前の運動時間「ワクワク・ドキドキタイム」を設けてから，落ち着きのない子どもが半分近くに減ったという報告がある。
- 栃木県のさつき幼稚園では，40年近く，毎朝約20分，先生や両親と「じゃれつき遊び」を行っており，落ち着きのある子どもが半数を占めるようになったと報告している。

3.4　脳を育てる効果的な運動法

脳を育てる効果的な方法として，ハーバード大学のレイティ（Ratey J）博士は，一定時間にわたって心拍数を上げることを提唱している。週2回，最大心拍数（成人男性の場合，220から自分の年齢を引いた値を理論上の最大心拍数とみなす）の75.9％まで上がる運動を短めに行い，週4回は65.75％までの運動をやや長めに行う，という方法が脳のために理想的であるとしている。

（保坂知宏）

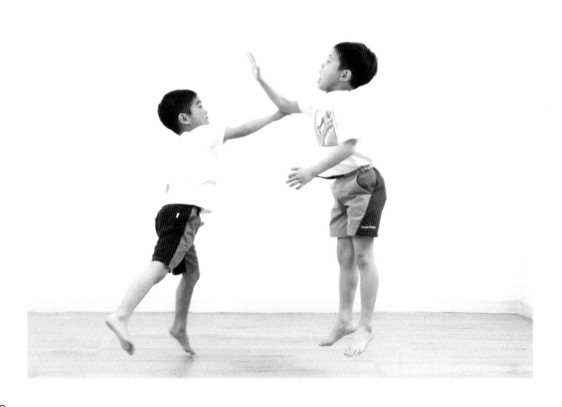

4
子どもに多い外傷・障害

　子どもの身体的特徴から，起こりやすいケガがいくつかある。子どもに運動を指導する際には，これらについて知っておく必要がある。

4.1　外　傷

4.1.1　肩関節脱臼（図1-6）

　肩関節はそもそも不安定な関節であるが，子どもの場合は筋力が乏しいためにさらに不安定である。肩関節脱臼は，駄々をこねた子どもの腕を大人が引っ張った場合などによく起こる。神経にまで損傷が及ぶと「引き抜き損傷」と呼ばれる。

　整復自体は比較的容易であるが，しっかりと固定し安定性を回復しないと，習慣性肩関節脱臼に移行することが多い。

4.1.2　肘内障

　2〜6歳頃に多く発症する肘関節の亜脱

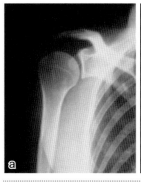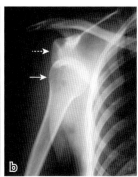

図1-6　正常な肩関節（a）と脱臼した肩関節（b）のX線像
b では上腕骨頭（──➤）が関節窩（┄┄➤）から外れてしまっている。
（橋本俊彦：コメディカルのための運動器画像診断学，ナップ，東京，2013 より引用）.

臼である。肩関節脱臼と同様に，親が子どもの腕を引っ張ることで起こることが多い（図1-7a）。橈骨が末梢に牽引され，骨頭が輪状靱帯からすり抜ける（図1-7b）。受傷した子どもは，腕を下垂し，前腕を回内させ動かさないことがよくみられる（図1-7c）。

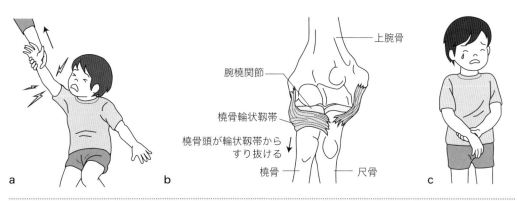

上腕骨
腕橈関節
橈骨輪状靱帯
橈骨頭が輪状靱帯から
すり抜ける
橈骨　　　尺骨

a　　　　　　　b　　　　　　　c

図1-7　肘内障
a：親が子どもの腕を引っ張ることで起こることが多い。b：橈骨が末梢に牽引され，骨頭が輪状靱帯からすり抜ける。c：受傷すると，腕を下垂し，前腕を回内させ動かさないことがよくみられる。
（整形外科疾患ビジュアルブック，第2版，学研メディカル秀潤社，東京，2018 より引用）

4.1.3 膝の靱帯損傷（前・後十字靱帯損傷，内・外側側副靱帯損傷）

スポーツで膝を打ったり捻ったりすることで，靱帯を損傷することがある。痛みや腫れが生じ，時間の経過とともに不安定性が生じる。

4.2 障 害

4.2.1 腰椎分離症・腰椎すべり症

腰椎分離症（椎弓疲労骨折，関節突起間部疲労骨折）は，反復するストレスによって腰椎が分離した状態である。腰椎分離性すべり症は，分離症に伴い椎体がすべる（ずれる）ものである（図1-8）。腰痛の他，腰の神経が圧迫されると殿部痛や大腿後面痛を訴える。運動時に痛みが増強することが多い。

腰椎分離症という病名であるが，基本的には腰部が伸展・回旋する負荷動作(バレーボールのアタックや着地，野球のバッティング，ゴルフのスイング，陸上のハードルなど)のくりかえしによる疲労骨折である。多くは椎弓とよばれる部分に両側性に起こるが，片側性のこともある。

4.2.2 野球肩

肩周囲の炎症の総称であるが，繰り返す投球動作によって，上腕骨の骨端線（成長線）で骨がずれることもある。骨端線に障害が出るほど重度であれば，成長障害を生じる危険性がある。

臨床上，肩の問題よりも，下半身・体幹部の柔軟性や運動連鎖がとれていないことが原因で生じていると考えられる。また，投球のリズム，タイミングを練習して手投げが改善されることで，改善するケースも多い印象がある。

4.2.3 野球肘

投球動作に関連して生じる肘関節痛の総称であり，野球肩と同様に運動連鎖の破綻が大部分の原因である。外側型は肘関節外側部に圧迫・回旋力が，内側型は牽引力が加わって生じる（図1-9）。肘の外側にある上腕骨小頭の離断性骨軟骨炎は小学生に多く，中学生以降では内側側副靱帯起始部での剥離骨折や断裂を生じやすい。10〜16歳の投手に多く，投球中，投球後に肘痛が出現する。骨軟骨が剥離すると，引っかかり，肘が動かなくなったり，腫脹が生

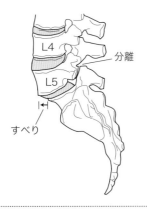

図1-8　腰椎分離症と腰椎すべり症

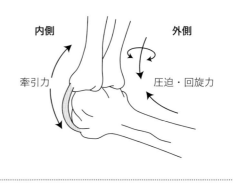

図1-9　野球肘
外側型は肘関節外側部に圧迫・回旋力が，内側型は内側部に牽引力が加わって生じる。

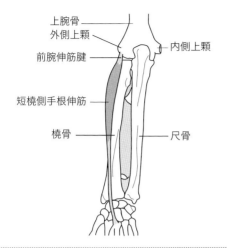

図 1-10　テニス肘
上腕骨外側上顆で，オーバーユースにより微小断裂
や変性，炎症が生じる。

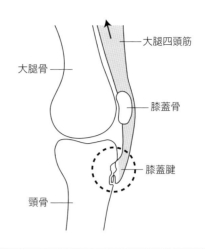

図 1-11　オスグッド病
膝蓋腱が付着する脛骨粗面に繰り返し牽引力が加わ
り，軟骨が剥離することで生じる。

じたりする。

4.2.4　テニス肘（上腕骨外側上顆炎）

　手指・手関節の筋肉（特に伸筋群）の付
着部である上腕骨外側上顆で，オーバー
ユース（使いすぎ）により微小断裂や変性，
炎症が生じる病態である（図 1-10）。も
のを持ち上げたり，タオルを絞るなどの動
作で肘痛が出現する。

4.2.5　オスグッド病

　発育期に膝をオーバーユースすることに
より，膝蓋腱が付着する脛骨粗面に繰り返
し過度の牽引力が加わり，軟骨が剥離する
（図 1-11）。頻度の高い障害で，走ったり，
ジャンプしたり，階段を昇降すると膝痛が
出現する。

　臨床上，膝そのものの問題というよりも，
脊柱や骨盤の可動性に問題があることが多
く，姿勢全体を捉える必要がある。

4.2.6　シンスプリント

　シンスプリントについては幅広い解釈が
ある。過労性（脛骨）骨膜炎，過労性脛部
痛，脛骨内側症候群などとも呼ばれる。オー
バーユースが主な原因となり，繰り返しの
ランニングやジャンプを過度に行った場合
に発症しやすい。過度の運動量，運動時間，
硬い路面，薄く硬いシューズ，下肢の形態
異常（前捻角，回内足，扁平足など），柔
軟性の低下などが発症の誘因となる。

4.2.7　疲労骨折

　一度の大きな外傷で起こる骨折とは異な
り，繰り返し加わる小さなストレスにより，
骨にひびが入ったり，さらに進行して完全
な骨折に至る。短期間に集中的なトレーニ
ングを行った時に生じることが多い。局所
を安静にすることでほとんどが治癒する
が，まれに外科的治療が必要な場合もある。

4.2.8　離断性骨軟骨炎（図 1-12）

　血流障害により，軟骨下の骨が壊死し，

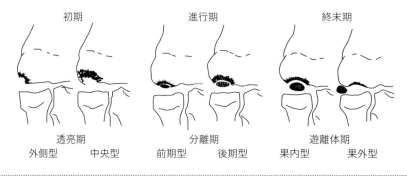

初期　　　　　　進行期　　　　　　終末期

透亮期　　　　　分離期　　　　　　遊離体期
外側型　　中央型　　前期型　　後期型　　果内型　　果外型

図 1-12　離断性骨軟骨炎

骨軟骨片が分離，遊離する。初期では，軟骨片は遊離せず，運動後の不快感や鈍痛の他に症状は出ない。関節軟骨の表面に亀裂や変性が生じると，疼痛が強くなり，スポーツなどに支障をきたす。骨軟骨片が遊離すると，引っかかり感やズレ感を訴える。大きな骨軟骨片が遊離すると，膝の中でゴリッと音がする場合もある。

繰り返されるストレスや外傷により，軟骨下の骨に負荷がかかることが原因と考えられている。

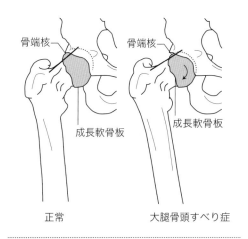

骨端核　　　　　　　　骨端核

成長軟骨板　　　　　　成長軟骨板

正常　　　　　　　大腿骨頭すべり症

図 1-13　大腿骨頭すべり症
骨頭の頸部外側の接線へのはみだしがなくなっている。
(整形外科疾患ビジュアルブック，第2版，学研メディカル秀潤社，東京，2018より引用)

4.2.9　大腿骨頭すべり症（図 1-13）

思春期の男児に多い，大腿骨頭が骨端線ですべる障害である。肥満児に多くみられ，しばしば両側性であることから，何らかの内分泌異常の関与が考えられる。急性例は外傷をきっかけに発症し，強い股関節痛が生じる。慢性例では，股関節痛，大腿痛や膝痛を訴え，運動により増悪することがある。内股や休めの姿勢のように筋肉を使わずもたれかかるような姿勢をとることによって，症状が徐々に進行する。

4.2.10　外脛骨障害

外脛骨は舟状骨の後内側に位置する過剰骨で，約15％の人に存在する。外脛骨障害は女性にやや多く，運動量が多くなる10〜15歳頃に好発する。外脛骨はⅠ〜Ⅲ型に分類され，症状を呈するのはほとんどがⅡ型である(図 1-14)。疼痛と圧痛，骨性隆起がある。扁平足（低アーチ）を合併していることが多い。

4.2.11　踵骨骨端症（シーバー病）

主に運動後や起床時に踵骨後方に疼痛が生じる障害である。踵の骨の軟骨に起こる病気で，10歳前後の活発な男子に多い（女

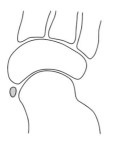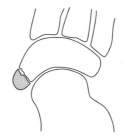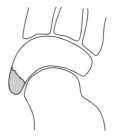

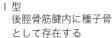

Ⅰ型	Ⅱ型	Ⅲ型
後脛骨筋腱内に種子骨として存在する	舟状骨粗面部と線維性に結合している	舟状骨と骨性癒合している

図1-14　外脛骨の形態分類（Veitich分類）
(標準整形外科学，第12版，医学書院，東京，2014より引用)

子の2倍）。

　アキレス腱や足底腱膜の牽引力により，踵骨が骨化障害を起こすことが原因である。また，受傷した子どもの80％に扁平足があるといわれている。

4.2.12　成長痛

　一般的には3〜5歳の子どもに多く，夕方から夜になると膝裏，大腿部，下腿後面，足首などに痛みが生じる症状をいう（どこが痛いかはっきりしない場合もある）。検査をしても原因が見つからず，朝になるとケロッとしているのが特徴である。子どもは活発に動くため，疲れがたまり痛みの原因になるのではないかと考えられる。骨の成長とは実は無関係だといわれている。

4.2.13　ペルテス病

　大腿骨近位骨端部への血行不良が生じて，大腿骨頭が変形する病気である。発症は2〜13歳頃で，男女比は4：1と男児に多く，悪化すると歩行時痛につながることがある。原則的には保存治療が行われる。年長児の例や壊死が広範な例では，手術治療が選択されることもある。

4.2.14　側弯症

　側弯症は，背柱が捻れながら横に曲がった状態を示す。悪化すると，背骨だけでなく胸郭も変形する。軽度では，基本的に生活に支障をきたすことはない。Cobb角という角度で程度を表わすが，その角度が80°以上で胸郭不全症候群といい，生命予後に影響が出るといわれている。強度の変形への移行を阻止するべく，1977年（昭和52年）以降は学校検診でもチェックされる。

　全体の7割が，特発性側弯症という原因不明のものである。また，患者の8割が女性で，思春期（12歳前後）に進行する。クラシックバレエを行っている子どもに多いというデータもある。

　診断にはX線が必須であるが，前屈テストでチェックすることもできる。

4.2.15　オーバートレーニング症候群

　過度なトレーニングの身体的・精神的ストレスにより，慢性疲労に陥り，パフォーマンスが低下し，さらに短期間では回復しなくなってしまった状態のことをいう。

（保坂知宏）

5
生活習慣，スポーツと体の歪み

スポーツについては，運動の側面，精神性の側面，協調性の側面などから多くの利点が強調され，幼少期からスポーツを行うことを国をあげて進めているようにもみえる。このこと自体は好ましいことだろう。ただ，スポーツには弊害もあるので，それを明確にし，対策を施すことも忘れてはならない。

スポーツの弊害としては，まずスポーツ障害がある。これは，スポーツの中で特定の動きを繰り返すことで起こる炎症や変形などである。スポーツ障害に関しては，整形外科医や理学療法士，アスレティックトレーナーなどの活躍で，検診も盛んに行われ，注意喚起もされていると思われる。しかし，スポーツによる姿勢の変化や骨格の変化に関しては，まだ研究も追いついていないのが現状のようである。

私の臨床経験では，大人になってアライメント（重心線と関節の位置関係）の問題により痛みや障害が引き起こされている人は，幼少期のスポーツ動作が影響していると考えられることが多い。姿勢が正中から逸脱すると，靭帯や筋肉など関節を構成する要素にストレスが発生する。この姿勢の崩れは，特定の姿勢をとり続けることによる平衡反応の固定化，骨格の変形などが原因となっていると思われる。この傾向は，骨端軟骨が閉鎖する時期以前に激しいスポーツをしていた人ほど強く出るようである。スポーツに限らず，特定の姿勢をとり

続ける文化芸術系の活動（楽器の演奏など）でも，左右差の極端な動作が含まれていれば，現れる。

脚長差，前捻角*が大きいこと，骨盤の左右差（腸骨の大きさや回旋の程度），側弯症などに関しては，背景に生理現象として前述したヒューター・フォルクマン則（p.3 のコラム「骨の成長抑制」参照）があると思われる。このような変形とスポーツとの因果関係についての調査は少ないが，側弯症に関しては大規模な調査が行われ，クラシックバレエとの関連性が高い可能性があることが報告されている（Watanabe et al, 2017）。脚長差（三好 他，1986）や前捻角（松村 他，2014；畠山 他，2017；市村 他，2014）は人によってばらつきが大きいという報告はあるが，なぜばらつきが大きいかという原因については，統一された考察がない。私の意見では，幼少期の座り方やスポーツなどにより骨に偏ったストレスがかかることで，脚長差が生じたり前捻角が大きくなったりすると考えている。問診をすると，多くの場合，偏った骨格や姿勢の原因動作や原因姿勢を特定することができる。

乳児期には「斜頭」といって，頭蓋骨

---

*前捻角：大腿骨の骨頭がやや前方に捻れている角度のことで，正常では 15°～20° とされている。しかし，人によってはこの角度が 30°～50° ある人もいる。この問題の詳細については，別書『症状別ファンクショナルローラーピラティス』を参照のこと。

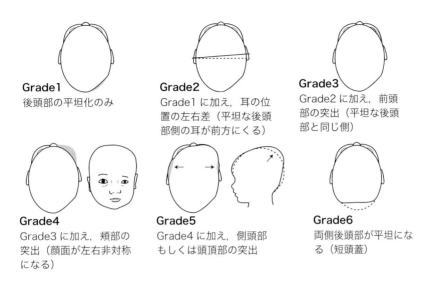

Grade1
後頭部の平坦化のみ

Grade2
Grade1に加え，耳の位置の左右差（平坦な後頭部側の耳が前方にくる）

Grade3
Grade2に加え，前頭部の突出（平坦な後頭部と同じ側）

Grade4
Grade3に加え，頬部の突出（顔面が左右非対称になる）

Grade5
Grade4に加え，側頭部もしくは頭頂部の突出

Grade6
両側後頭部が平坦になる（短頭蓋）

図1-15　斜頭の重症度分類

の形状が非対称になることも多い（図1-15）。乳児の約4割に認められるというカナダの報告もあり，海外では注目度が比較的高いようである。原因は，乳児期の向き癖（右向きが左向きの2倍といわれている）である。骨（頭蓋の場合は膜）には動く時期と固定化される時期があり，動く時期にかかる力に大きな左右差があると，骨格の偏位，さらには変形として固定化されてしまうものと思われる。斜頭は，限界期内であれば，反対の方向を向かせることなどにより修正することも可能であるが，生後18ヵ月以降ではヘッドギアのような矯正装置でも修正は難しいといわれている。しかし，親が気づかないこと，また気づいて医師や保健師に相談しても対処されないことで，修正の時期を逃してしまうことが多い。斜頭は，側弯症との関連を示唆する文献もあり，様々なものに影響を与え

ている可能性がある。変形は，小さなものに目くじらをたてる必要はないが，大きい場合には積極的な修正が必要である。

前捻角の問題については，恐らく日常的な座り方（割座）が大きく影響していると考えられるが，大規模な調査結果は見当たらない。そもそも他国では割座の習慣がないので，問題になることが少ないのだろう。

障害や変形を予防するためには，スポーツなどで特殊な運動様式を行う前に，その基礎として，正しい姿勢や正しい歩行動作ができるようになっていることが重要である。基礎がない状態では，たとえスポーツ選手になったとしても，選手生命は短くなってしまうだろう。脚長差と前捻角の問題については，別書「症状別ファンクショナルローラーピラティス」（ナップ，2017）も参照していただきたい。

（中村尚人）

6
子どもと環境

6.1 子どもは自然

突如として機嫌が悪くなり，かと思ったらげらげら笑い，走り出す。子どもはまるで山の天気のように気まぐれである。大人からみると，子どもは自然そのもので，人工的なルールではなく，自然の法則に則っているように感じられる。

昨今，子どもの遊び場が大人に管理された場所に限定されるようになってきていることに，危惧を感じる。危険が想定され事前に対処されているということは，安全であるという意味ではよいかもしれないが，危険による結果を子どもが体験する機会を奪われているともいえる。失敗がすぐに命にかかわるような危険は防ぐべきであるが，トゲが刺さったりヒルに血を吸われたりという程度のものは，防ぐよりも体験させるほうが，危険を察知する能力が上がるだろう。

遊びも，人工的にデザインされたものは法則性が単純で，たとえばジャングルジムを登る時には，次に掴むべきところを探す必要はない。それに対して，木に登る時には，掴んでよい太さの枝を選び，不規則な間隔で足を伸ばして支え，脳と体をフル活動させる必要がある。ランニングマシンで走るよりも，野山を走るトレイルランのほうが，脳の活動性が高いことと同じである。管理された公園と自然林とでは，脳への刺激量の違いは歴然である。

また，管理された公園では，近隣住民への迷惑行為を禁止するために「走るな」「騒ぐな」「ボール遊び禁止」「花火禁止」など，禁止事項が多い。これでは，子どもが子どもらしくいられるわけがない。超高齢化と少子化で，子どもはすっかり少数派となり，都市では子どものための遊び場がどんどん減っている。代わりに，高齢者向けの公園が増えている。子どもの遊び場が管理され，単純化，狭小化している現状は，由々しい事態である。

自然の中の遊びには，多くのスポーツで要求される競争や成績がない。ただできるだけ高く登り，できるだけ速く駆け下り，できるだけ高く跳ぶだけである。そこには，自分の運動能力を発揮することや，自然の中で動いている爽快感といった内的報酬だけがあり，その結果によって第三者に評価されること（外的報酬）を期待することはない。大人の価値観で評価される都市の環境に対して，純粋に動くことを楽しめるのが自然の環境といえるかもしれない。

自然欠乏症候群（nature-deficit disorder）という概念が，欧米を中心に教育学の世界で広まっている。自然環境から離れるほどに，子どもの情緒不安定やアレルギー症状が好発し，自然の中で過ごす時間が長くなるとそれらが改善するというものである。本来子どもの運動は，自然の中でのびのびと行われることが望ましいと思われる。子どもがピラティスを行う意義はあ

るが，可能であればそれよりも，山や海や川に連れて行ってほしい。室内で運動を行うのは，悪天候や時間の都合で自然環境に身を置くことができない場合である。そのような時にも，できるだけ遊び心をくすぐり，多様な運動様式を体験できるように行ってもらいたい。

6.2　自然を邪魔しない

　ヒトの体は，自然に適応した形と機能をしている。足には，傾いた地面の上に立つ時にも接触面積が広くなるように，距骨や距骨下関節による柔軟性がある。頭は遠くを見渡せるように脊柱の真上に位置し，腰椎は体を持ち上げるために前弯している。環境に適応するために，そのように進化してきたのである。

　しかし現代では，地面はコンクリートで平らに固められており，パソコンや机の前に座っているため視線は下を向き，椅子の背もたれに寄りかかっているため腰椎は丸くなっている。ことごとく進化の逆をいっている。これは当然子どもにも影響を与える。正常な発達を阻害しないために，自然が必要である。

　子どもの発達段階では，必要な時以外に靴を履くことは弊害である。大人の靴のレプリカのようなしゃれたソールの硬い靴が，子ども用として当たり前に靴屋に並べられていて，目を疑う。また，足のアーチを強調したインソールが「健康的」として

売られている。念を押すが，基本的に，発達中の子どもに靴は必要ない。硬い靴や余計なインソールは正常な発達を妨げる。体は，足裏から地面の質感や硬さなどを感じながら，それに対応し発達するのである。扁平足の子どもが多い小学校で，靴を履くのをやめさせ裸足にしたところ，扁平足がなくなったという報告は珍しくない(西澤，2012；寺田 他，1985)。最近は，アウトソールが厚いランニングシューズの弊害も，様々な研究から明らかになってきている (Rice et al, 2016)。余計なものが正常発達を阻害することもあるので，注意が必要である。発達は，必要とされるからそれに適応するようにでき上がるもので，人工的につくるものではない。

　視線も重要である。子どもは高いところにあるものが好きであるが，これは上を見て上に伸びようとする自然の意思の現れである。低いところにものを置く環境は，子どものこのような意思を阻害し，体を伸ばす筋肉の発達を阻害する。

　本書のエクササイズは，原則として裸足で行う。そうすることで，足裏からフォームローラーの形状や質感を感じ取ることができ，また足指をしっかり曲げ伸ばしすることもできる。子どもは，足に対する頭の大きさが大人に比べて大きいので，バランスをとりづらい。だからこそ，足指，足裏などが鍛えられ，足のアーチが発達していくのである。

（中村尚人）

7
幼児の身体的特徴

幼児期の子どもは，身体的な特徴に学齢期の子どもと差があり，同様にかかわってしまうとケガを招く可能性がある。心身ともに未発達な幼児期の子どもが遊びや運動を行う場合には，以下の点について特別な配慮やリスク管理が必要となる。

7.1　形態的に不安定で転びやすい

幼児は，全身に対する頭部の大きさの比率が小学生に比べて大きいため，形態的に不安定で転びやすいという特徴がある。一般的に，1歳児は4頭身であり，4歳で5頭身まで成長する（大人は7～8頭身）（図1-16）。

最近は，転倒時に反射的に手をつくことができず顔面をケガするケースが多いという報告もある（林，2016）。事前に，手を床や壁について顔を守る練習をする必要があるかもしれない。ハイハイや蛙跳びを行い，手で体重を支える練習をすることもよいだろう。

7.2　周辺視野が狭い

周辺視野は，中心を見ると同時にその周辺にも意識を配り，全体の状況を視覚的に把握する能力である。幼児期は，周辺視野が狭く，障害物とぶつかりやすいため，配慮が必要である。最近は，小さいうちからスマートフォンやゲームで近くを見る機会が多い子どもが多く，周辺視野を使う感覚が損なわれてきている印象がある。子どもに近視が増えているという報告も，現代の環境の変化を表わしていると思われる。

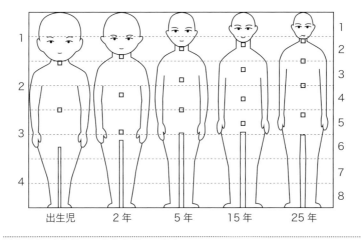

図1-16　各年齢での身体各部のつりあい
（中村　肇（監）：小児保健学，日本小児医事出版社，東京，2003より引用）

7.3　熱中症になりやすい

　幼児の発汗機能は未発達で，大人より発汗量が少なく，暑い場所では体温が上がりやすくなる。さらに，身長が低い分，地面から照り返しを強く受ける。このため，屋外で活動する際は，こまめな水分補給を意識する必要がある。もちろん，屋内でも熱中症は起こるため，夏は水分補給を心がける必要がある。20分に1回など，時間を大まかに決めて，水分補給の時間をとるようにするとよい。

7.4　関節が脱臼しやすい

　幼児の関節は軟骨が多く未熟なため，脱臼しやすくなっている。特に肘の関節は，骨の関節端の形状が不完全であるため，注意が必要である。一般的には，この時期の肘の脱臼は「小児肘内障（橈骨頭亜脱臼）」（p.13，4.1.2参照）と呼ばれる。肘がだらんと伸びた状態で垂れ下がり，肘を曲げようと触ったりすると痛がる。「肩が抜けた（実際には肘）」「腕が痛い」という訴えがあった場合は，肘の脱臼も疑う必要がある。また，腕を引っ張り合うような遊びは，注意が必要である。

7.5　体の異常に気づけない，伝えられない

　小学校中学年くらいになれば，自分の体の異常を上手に伝えることができるようになるが，幼児の場合は，何が正常で何が異常かわからず，また自分の体の状態を細かく説明することはほとんどできない。そのため，動きや表情の変化から異変に気づく必要があり，そのような変化を見逃さないように注意深く観察する必要がある。

7.6　筋力の未発達

　筋肉は骨に比べて成長が遅い。幼児は身長が伸びている最中で，筋量が少ないため力が弱く，過度な負荷には耐えられない。また，筋力が弱いために，関節をロックして靱帯に頼る姿勢をとりがちである。遊びやエクササイズを通して，全身の筋肉を適度に刺激し，筋肉の発育を促す必要がある。

　このように，幼児に運動や遊びを指導する場合，幼児ならではの注意点がある。ただ，幼児の骨格は軟骨が多く柔軟性に富んでいるので，大人と違って骨折などの重篤なケガは起こりづらいことも特徴である。少し高いところから落ちたり，転んだりしたくらいで，過剰に心配する必要はない。過保護にしすぎて，ある程度危ない経験をしないほうが，将来的に大きいケガにつながる可能性もある。幼児には，大事に至らないような注意をしながらも，失敗も含めて多くの経験をさせたいものである。

（保坂知宏）

8
体と心

心を脳が司っていることはいうまでもないが，内臓も心と密接な関係がある。子どもの心を理解する助けとするために，それぞれの関係について以下に簡単に述べる。

8.1　3つの脳

脳には，意識的な活動を司る層と，無意識の活動を司る層がある。アメリカ国立精神衛生研究所のマクリーン（MacLean P）博士によると，ヒトには「爬虫類脳」(脳幹)，「哺乳類脳」（大脳辺縁系），「人間脳」（大脳新皮質）の3つの脳がある（図1-17）。脳幹は，基本的な生命維持機能を司り，大脳辺縁系は情動や欲求を，大脳新皮質は理性や知性を司る。

私たちが意識的に何かを考えたり体を動かしたりする時は，大脳新皮質が関係する。

一方，パターン化され，無意識で起こる習慣的な動作の多くは，小脳や大脳辺縁系など，大脳新皮質よりも下位の脳がかかわっているとされる。

大脳新皮質は，脳の中で，進化のうえで最も新しい部分であり，動物の中でも人類で最もよく発達している。図1-17をみてもわかるとおり，大脳新皮質はヒトの脳の中でかなり大きい部分を占めている。人類の進化の過程において，なぜ大脳新皮質が発達したのかはまだわかっていないが，大脳新皮質そのものが勝手に大きくなったとは考えにくい。二足歩行を行うようになった人類は，手が自由になり，より多くの創作や意図的な動作ができるようになった。「ペンフィールドのホムンクルス」（図1-18）は，体の各部位を司っている脳の領域の大きさを表現したものである。これをみると，言語，発話に関係する舌や唇，そして手の領域が大きいことがわかる。つまり大脳新皮質は，意図を具現化する手，考えを言葉として伝える能力とともに発達してきたことが推測される。

またこのことは，身体とその外の環境との相互作用の中で脳が発達してきたということだとも考えられる。このことから，脳の発達のためには，身体を使って環境と触れ合うことが必要であると考える。知育が流行し計算など脳そのものに働きかけることが注目されているが，それだけでなく，身体を使った遊びや運動も重要であること

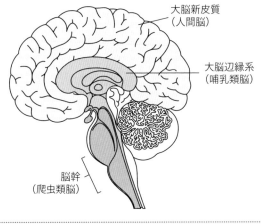

図1-17　3つの脳

大脳新皮質
（人間脳）

大脳辺縁系
（哺乳類脳）

脳幹
（爬虫類脳）

を強調したい。

　子どもの心の発達段階を考えると，感覚や欲求にかかわる大脳辺縁系の発達が非常に重要であると思われる。遊びや運動を通して感覚のバリエーションを増やし，その感覚から生じる心も一緒に育てていけるようなかかわりを目指したい。

8.2　内臓と心

　内臓の感覚は，原始的な「気分(快・不快)」を司る大脳辺縁系の扁桃体と深く関係している。扁桃体は，特に不快なものに敏感である。内臓にとっての不快刺激は生命に直結するので，体に合わないものを食べた時に強烈な不快感（まずい，塩辛い，辛い，味が濃い，脂っこい，胸焼けなど）を感じ，嘔吐をもよおしたり食べることをやめるなど，反射的で強制的な行動を起こす

　また，「腸内フローラ」と表現される腸内細菌のバランスは，気分に関係しているといわれる。なんとなく気分が優れないのは，内臓の機能が低下しているためかもしれない。

　内臓と心の関係を表わす言葉は，昔から様々なものがある。

●「腹（はら）が立つ」
●「肚（はら）の底から笑う」
●「腑（はらわた）が煮え繰り返る」
●「腑（ふ）に落ちる」
●「肝（きも）に銘じる」

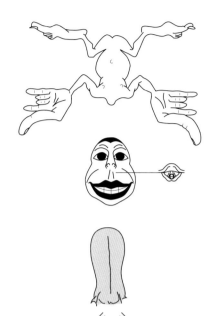

図 1-18　ペンフィールドのホムンクルス
ホムンクルス（小人）の体の各部分の大きさは，対応する脳の領域の面積に相当するようつくられている。

など，つくづく内臓は心を表わしていると感じさせる言葉である。

　特に子どもは，内臓が心に直結している。満腹になれば幸せを感じ，空腹になればイライラして怒り出す。また，不快なことがあると，腹痛という形で訴えることもある。

　このように内臓は，情動と強固な連動がある。体を通して子どもの心を健やかにするためには，筋肉や関節だけでなく，内臓にも気を配る必要がある。

（保坂知宏・中村尚人）

子どもの体と心

9
失敗から成功へ

ヒトにとって，記憶が非常に重要なものであることはいうまでもない。人類は，様々な記憶を共有してきたからこそ，これほど繁栄することができたといっても過言ではないだろう。

しかし，記憶に関しては，悪い面もある。それは「不快な記憶ほど残りやすい」ということである。これは，生物学的に生存に必要なためである。危ない目に会ったことを覚えているからこそ注意するのであって，忘れてしまったらまた危ない目に会うことになる。ヒトが繁栄してきたのは，怖がりだからだともいえる。しかし，この生存に必要な記憶の癖は，子どもの行動に大きく影響する。一度でも失敗したり，危ない目に会った経験があると，何ごとにも尻込みし，新しいことに挑戦しようとしなくなる。

この行動の癖を変えるためには，大人がそばにいて安心を保証しながら，考えすぎずにまずやってみるよう励ます必要がある。

記憶には，「手続き記憶」というものもある。これは，泳ぎ方，自転車の乗り方のように，体で覚える記憶である。試行錯誤して学習する中で，成功した方法だけが手続き記憶として蓄積されていく。たとえば，自転車に乗る練習では，何度も転びながら，徐々に乗れるようになる。成功した場合と同じくらい何度も転んでいるはずなのに，うまく乗る方法だけが抽出され，失敗した方法は学習しないようにできている。

子どもには，「体の記憶は成功した方法だけを残すから，心配しないでたくさん失敗するといいよ」と伝えられるとよい。そのようにして，失敗を繰り返しながら成功する体験を遊びや運動の中で何度も重ねることで，ネガティブな心の癖を克服し，何ごとにも挑戦しようとする前向きな心をつくっていけるとよい。

（保坂知宏・中村尚人）

情動と感情

心理学では，心を大きく「情動」と「感情」に分けて捉える。情動は，一過性の心の状態や気分，喜怒哀楽などを示す。それに対して感情は，好き・嫌い，快・不快に，理性や知性などによる価値判断が伴い，過去の記憶とともに比較的持続的な心の状態を示す。情動は，顔が赤くなったり，体が緊張し震えたり，目を大きく見開いたりと，一時的にしろ外から観察できる変化を伴うが，感情は言葉に表わさないと外から観察することが難しいという特徴もある。情動は多くの動物に共通のものとしてみられるものだが，感情は高次脳機能と記憶力の発達したヒトならではのものともいえる。

10
子どもとの接し方や褒め方，叱り方

10.1　からだ（体）遊び

　佐藤弘道氏らの研究により，親と子が一緒に楽しむ「からだ遊び（親子体操）」を日常的に行うことで，親と子の抑うつ度の改善，睡眠の質の改善，親の育児ストレスの軽減など，心身に良好な効果があることが明らかになった。親が積極的に体を使い，子どもに体の使い方を伝えることで，特別なことをしなくても，動くこと自体を楽しむことができるようになる。そもそも，前述したように「子どもは自然」である。子どもは親の背中に登りたくなれば登り，親の足にしがみつきたくなったらしがみつく。親もその自然な流れに乗り，一緒に楽しむことも自然である。親子のからだ遊びが習慣になれば，親子の信頼関係はさらに深まる。

　私たちが子どもを対象に FRP のクラスを行う場合には，エクササイズの準備運動の一部として，親子でからだ遊びを行っている。内容については，第3章第2節で詳しく紹介する。

10.2　スキンシップによる心の変化

　スキンシップによって，脳からはオキシトシンというホルモンが分泌される。幼少期にたくさん触れられた経験があり，オキシトシンの分泌が多い子どもは，自分の行動をコントロールすることに長けていることが，調査から明らかになっている。オキシトシンは「幸せホルモン」とも呼ばれる。

　スキンシップにより，心を安定させるセロトニンや，意欲とやる気を引き出すドパミンも分泌されやすくなる。またオキシトシンには，これらの分泌量を調整する役割もある。

　スキンシップを意識的に使い分ける方法として，次のようなものがある。子どもを落ち着かせたい時には，ゆっくりと抱きしめ，オキシトシンとセロトニンの分泌を増やす。やる気を出させたい時には，ハイタッチしたり，体を軽くポンポンと叩くことで，オキシトシンとドパミンの分泌を増やす。

10.3　自己肯定感を育てる

　自己肯定感とは，「自分が好き」「自分は自分」と自分を肯定できる感覚のことである。これが育つと，何かに挑戦したり壁を乗り越えたりすることができるようになり，また他人を思いやることもできるようになるといわれている。子どもの自己肯定感を育てるために親や周囲の大人がするべきことは，できないことを叱り続けることではなく，適切な言葉がけをすることである。

　長所だけでなく短所も含めて，自分が丸ごと認められている，愛されていると実感できた時に，子どもの自己肯定感は育っていく。そのためには，子どものすること，

話すことを，まずは否定せず受け止めることがスタートラインである。「そうじゃなくてこうでしょ」「それは違う」「どうしてそうなの？」などと子どもを否定する言葉は，子どもの発想ややる気を削いでしまう。大人はすぐに結果をほしいと，抑制する言葉を使ってしまいがちであるが，1つひとつのやり取りが子どもを育てているという自覚と，1歩引いた客観的な視点を持つ必要がある。

言葉を発することは，心に対して様々な影響を与える。ポジティブな言葉を発すれば，心は元気になる。逆にネガティブな言葉を発すると，心は落ち込む。子どもとのかかわりの中で，前向きで肯定的な表現をするよう心がけることで，子どもの自己肯定感を育てることができる。

10.4　子どもは大人のうつし鏡

子どもの学習はまねることである。最初に，最も身近にいる親をまねる。これには，ミラーニューロンが関係しているといわれている。ミラーニューロンは，目にした行為をあたかも自分自身のものであるかのように「共鳴」する運動神経細胞である。たとえば，あくびがうつる，笑っている人を見るとこちらも笑ってしまうなどは，その働きの現れと考えられる。また，他人が行っている作業を観察するだけで，その作業をある程度行うことができることも，ミラーニューロンの働きによる。

大人の言動は，まさにうつし鏡で子どもにうつる。子どもにしてほしいことがあるならば，大人が実際にそれを行っている姿を見せることが一番である。

10.5　子どものモチベーションを維持する褒め方，叱り方

子どもとかかわる指導者にとって，子どもに対する基本的な褒め方や叱り方を理解することは重要である。運動指導時には，子どもを好き放題にさせればよいというものではなく，時には厳しく叱る必要がある場面も出てくる。しかし，叱る場合にも，教育的配慮が必要である。以下に，注意が必要な点を挙げる。

10.5.1　プロセスを褒める

子どもは個人差が大きく，競い合う遊びにおいて勝ち負けや順位にこだわりすぎると，運動が得意な同じ子どもばかり褒めることになりがちである。しかし，子ども1人ひとりにその子なりの成長や変化があるので，そのような変化を些細なものでも気に留め，褒めることが大切である。結果だけでなくプロセスに関する事柄（頑張った内容や取り組みの姿勢）に共感することが，子どもの励みになる。

声かけの例：「○○を頑張ったから，初めよりできるようになったね。」
「○○の仕方がさっきと違ったね。○○が上手になった証拠だね。」

10.5.2　いろいろな面の成長を褒める

子どもが運動を行うにあたっては，運動能力の獲得だけが主な目的ではなく，我慢や努力といった心の発達や，仲間とのコミュニケーション能力（協調性や社会的ルールの遵守，道徳性）の獲得も重要である。順番を守る，何かを快く譲る，他人と協力して何かを成し遂げる，というような

行動は，感情が深く関係しているので，発達している段階ではすぐに理解してできるようなものではない。親以外の第三者からの褒め言葉は，特に子どものモチベーションにつながる。いろいろな面での成長を見つけて，積極的に褒めることが大切である。

声かけの例：「今日は順番を守れたんだね。えらいね。」

「○○ちゃんに譲ってあげたんだね。優しいね。」

10.5.3　叱るタイミングと叱り方

　子ども，とくに幼児に対して，叱るタイミングは2つくらいしかない。非道徳的なことをした時と，危険なことをした時である。幼児は，まだ善悪の判断がつかず，また後に起こることを予測することができない。そのため，人が周りにいても物を振りまわしたり，物を投げ出したり，物を強引に奪ったりと，危険な行動や自己中心的な行動をすることがある。

　叱る場合には，一度共感し落ち着かせてから，具体的に理由を説明することが大切である。

声かけの例：「○○したい気持ちはわかるよ。でも，危ないからやめようね。」

　危険なことをすぐにやめさせたい場合など，大人は大きな声で制止したり，威嚇するような態度をとることがある。もちろん危険性が高く，急を要する場合に，子どもの気持ちを察している余裕はないだろう。ただし，そうでない場合にも，感情的になり，威圧的な叱り方をしてしまうことがある。これは，恐怖で子どもを誘導する方法で，一時的には目的を達成することができるかもしれないが，子どもは自制心からそ

うしているわけではない。最も大切なのは，子どもの自制心を育てることである。そのためには，大人の感情は抑え，どうしたら子どもの自制心を育てられるかを考えて叱る必要がある。

恐怖心を煽る叱り方（悪い例）：

- 大声を出して感情的に叱る（怒鳴る）。
  例：「バカヤロウ！　何してるんだ！」
- 長々と叱り続ける。
  例：「この前も○○したし，また今回も○○して…。」
- 人格や能力を否定する。他の子どもと比較する。
  例：「ダメな奴だな，君は。」
  例：「○○君はすごいなあ。それに比べて君は…。」
- 叩くなど，体罰を与える。

自制心を育てる叱り方（良い例）：

- 自分で考えさせる。
  例：「どうしたら安全に遊べるかな？」
- 他人の気持ちを想像させる。
  例：「○○されたらどう思う？」

10.5.4　叱られた子どもをフォローする

　叱られた子どもは誰でも落ち込む。あまり強くいいすぎると，自信ややる気を失うこともある。子どもが落ち込んだ時の逃げ場，安心できる場があることが重要である。

　叱った後には，どのようなフォローをするか考える必要がある。それは言葉だけでなく，抱きしめることや笑いかけることなど，大人が怖いだけの存在ではないことを伝えることである。

声かけの例：「○○は残念だったね。でも次はきっと大丈夫，ちゃんとできるよ。」

（保坂知宏）

II
準 備

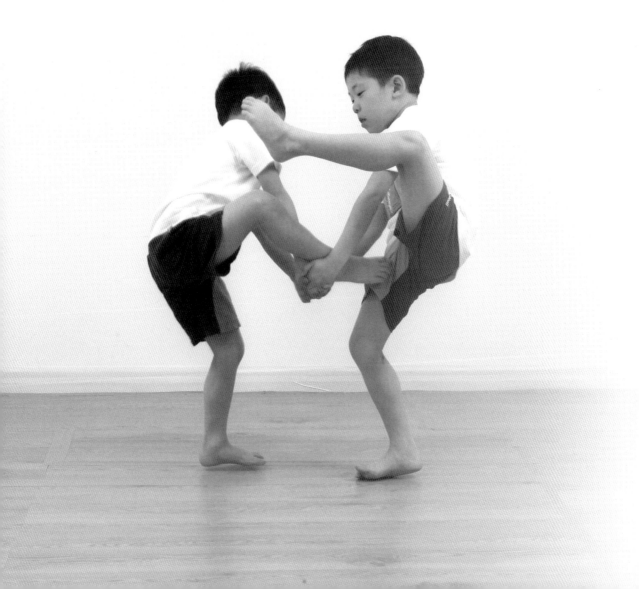

1
指導の実際

1.1 対象年齢とクラス分け

　私たちが子どもを対象にファンクショナルローラーピラティス（FRP）を行う場合には，会話ができ，集団での行動が可能な3歳頃から，大人のクラスへの参加が難しい12歳頃までと，対象年齢を設定している。

　さらに，子どもでは1歳の年齢の違いが大きいので，可能な場合には，安全を考慮して年齢によるクラス分けを行っている。クラスの年齢設定は，①3歳，②4〜5歳，③6〜8歳（小学校低学年），④8〜10歳（小学校中学年），⑤10〜12歳（小学校高学年）としている。クラスに参加する子どもの年齢に大きな差がなければ，転倒や衝突などのリスクを管理しやすい。幼児のクラスは安全を考慮して，指導者の人数を多めに設定するか，親も一緒に参加する形式にすることが勧められる。逆に学齢期の児童は，自主性を養うという意味で，子どもだけで行うことが望ましい場合もある。

1.2 難易度

　子どもの遊びを，「簡単にできる」「何とかできる（できそう）」「全くできない」の3つの難易度で考えると，レッスンの組み立てに役立つ。子どもは，簡単にできる遊びや，難しすぎてできない遊びは，ほとんど持続できない。できそうでできないという，ちょうどよい難易度の遊びには持続性があり，集中力も高まる（表2-1）。

1.3 動機づけ（モチベーション）

　動機づけには内発的なものと外発的なものがある。外発的動機とは，報酬や見返りのために行うことを指す。内発的動機とは，報酬を求めるのではなく，それ自体をしたいという動機である。内発的動機のほうが自主性があり，効果が長期的に続いて他分野への波及効果もあるためよいとされている（表2-2）。

　子どもの動機づけとしては，①競争心（負けたくない気持ち），②好奇心（非日常的な意外性，ワクワク感），③場，雰囲気（騒

表 2-1　子どもの遊びの難易度と感情，持続性

難易度	感 情	持続性
簡単にできる	飽きやすい	持続しない
何とかできる	楽しい	持続する
全くできない	つまらない	持続しない

表 2-2　動機づけ

	内発的動機	外発的動機
前提	その領域に強い関心・好奇心が必要	強い関心・好奇心がなくても可能
効果	長期的	短期的
波及	創造的な領域に関して波及する	他の分野に波及しない

いでも咎められない），④達成感（少し難しいくらいがよい），⑤褒美などが考えられる。指導の際には，これらの中でどれに工夫ができるか考えるとよい。

　子どもに運動を指導する時には，「できそうでできない」という難易度のものを選び，「これやりたい！」という感情を優先して，内発的な動機づけができるように心がけるとよい。

1.4　子どもにとって大切な「ポジティブ」「ジョイフル」「ゲーム」

　クラスの中では，子どもにとって大切な3つの言葉を合言葉として掲げ，意識して指導を行うようにしている。それは，「ポジティブ」「ジョイフル」「ゲーム」の3つである。それぞれの言葉について，順番に説明する。

1.4.1　ポジティブ：積極性を促す

　子どもにとって大切なことは，自分からやろうとする「自主性」「積極性」である。そのためには，周りにいる大人が常にポジティブな（前向きな）言葉をかけることが大切である。子どもは，何かに挑戦してできると喜び，さらにやる気になるが，できないと嫌になってやめてしまう。そこで，できた場合にはもちろん，できなかった場合にも，よい点を見つけて褒めることが重要となる。

　ポジティブな表現は元気を与える。子どもは元気になり，気分が乗ってくると，チャレンジ精神が旺盛になる。子どもの「自分から挑戦する！」という気持ちを促すためには，周りにいる大人も常に前向きな気持

ちを持ち，肯定的な言葉をかけ続ける必要がある。

積極性を引き出すポイントと声かけの例
- 子どもの行動を認め，自己肯定感を高める。
  例：「すごいね。」「かっこいいね。」「うまくなったね。」
- 適度な挑戦を与える。
  例：「うまくできたね。次はもっとうまくできるか挑戦しよう。」
- 大人がやり方を細かく教えすぎずに，まずは自分でやらせてみる。
  例：「とりあえずやってみよう。」
- 遊びを自由に考えさせる。
  例：「他にどんなやり方があるかな？どうしたら楽しいかな？」

1.4.2　ジョイフル：楽しく行う

　子どものクラスは，楽しく行う必要がある。楽しく行うことは，内発的動機づけになる。

　そもそも子どもは，それぞれの発達の段階に必要な遊びを自然に行っているものである。子どもはよく「みて，みて」といって，自分で考えた新しい遊びを教えてくれる。大人は，子どもが楽しさを感じているその自然な遊びを，邪魔しないようにするという考えも重要である。

1.4.3　ゲーム：競争の要素を取り入れる

　子どもは4，5歳くらいになると，些細なことでも勝ち負けを意識するようになる。このような，他の子どもに負けたくないという気持ちは，強力なモチベーションになり，時として子どもを大きく前進させる原動力になる。私たちは，集団で行う遊

びの中に「ゲーム」の要素を取り入れ，適度な競争心が働くようにしている。

また，集団でゲームを行う中では，仲間同士で協力する必要があり，コミュニケーション能力も必要とされる。主張すべきことは主張する，譲るべきところは譲るなどといった能力も，ゲームの中で育てることができる。

1.5 道 具

フォームローラー（図2-1）は，理学療法士やアスレティックトレーナーが筋膜をリリースする時に使う道具として発展してきたが，現在ではトレーニングのサポートツールとしても使用されている。

FRPのエクササイズに用いるフォームローラーは，硬すぎず柔らかすぎないものがよい。硬すぎると，背臥位(仰向け)になった時に背骨の突出部が当たり，痛みを伴うことがある。また，柔らかすぎると，上に乗った時にフォームローラーが変形し，必要な不安定性が得られないことがある。

私たちは，フォームローラーに滑り止め機能をつけた「グリッポン（GRIPPONE）」（図2-2a右）を開発し，使用を推奨している。床の上に置いても滑りにくいので，使いやすい。

さらに，フォームローラーのスタンド，「グリッポンベース」（図2-2a左）も使用している。グリッポンベースを用いることで，フォームローラーが転がらないように安定させることができるので，子どもでも安全にエクササイズを行うことが可能となる（図2-2b）。

本書では，ローラーの上に乗るような不安定なエクササイズでは，必ずグリッポンベースを使用するように記載した。グリッポンベースがない場合には，ハーフカットのフォームローラー（図2-1右）を使用することでも代替できる。ただし，円筒状のローラーとグリッポンベースを使用した場合に比べて，高さがない，適度な不安定感がないなど，全く同じというわけにはいかない。

1.5.1 フォームローラーとグリッポンベースを用いる利点

子どもが，フォームローラーとグリッポンベースを用いてエクササイズや遊びを行うことには，様々な利点がある。

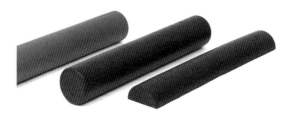

図2-1 フォームローラー（中央）とハーフカットのフォームローラー（右）

フォームローラーとグリッポンベースを用いる利点

- フォームローラーは転がりやすい形状であるため、その上で遊びやエクササイズを行うことは、（たとえグリッポンベースを使っても、ある程度の）不安定さを伴う。それによって、バランス能力や体幹の安定性を向上させることができる。

- フォームローラーの形状により、感覚入力やフィードバックが与えられるので、体への気づき（アウェアネス）を促すことができる。

- エクササイズ中に道具を用いることで、操作という課題が増え、集中力が増す。

- フォームローラーを使うことで、エクササイズの多様性が増す。

- フォームローラーがあれば、場所を選ばずどこでもエクササイズを行うことができる（通常のフォームローラーの場合、マットの上でなければ滑りやすいので、床の上で行う場合にはグリッポンのほうがよい）。

- グリッポンベースを使って安定させたフォームローラーの上に乗ったり、立ったりするだけでも、楽しさが得られる。

- バランスがとれる、とれないなど、道具を使わないエクササイズに比べて、できるかできないかがわかりやすいため、正確にエクササイズを行うことができる。

- 遊びながらエクササイズを行うことができる。

1.5.2 フォームローラーとグリッポンベースを用いる時の注意点

フォームローラーとグリッポンベースを用いることには、様々な利点がある一方で、注意が必要な点もいくつかある。

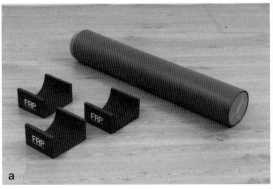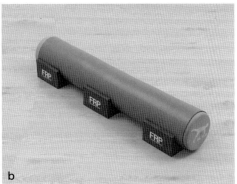

図2-2　a：グリッポン（右）とグリッポンベース（左）。b：グリッポンをグリッポンベースにセットした場合。

「グリッポン（GRIPPONE）」と「グリッポンベース」については、下のホームページを参照のこと。
ヨガワークス：http://www.yogaworks.co.jp/

準
備

フォームローラーとグリッポンベースを用いる時の注意点

● グリッポンベースは，2つ以上（可能であれば3つ，そのほうが安定する）セットで使用する。1つだけだと，フォームローラーが傾いてしまう。

● フォームローラーの端には乗らない。端に乗ると，フォームローラーが傾いて転倒することがある。

● 転倒のリスクを避けるため，フォームローラーには飛び乗らないようにする。

● 転倒リスクを避けるため，グリッポンベースは，じゅうたんやマットの上ではなく床の上で使用する。

● フォームローラーの上に初めて乗る時など，慣れていない場合には，壁などに触りながら行う。また，バランスを崩した時のために，指導者が側にいる状況で行う。

● フォームローラーに無理な方向へ力を加え続けると，破損することがあるので注意する。また，クラスの前には，フォームローラーが破損していないか，必ず状態を確認する。

（保坂知宏・中村尚人）

フォームローラーとモチベーション

子どもたちは，フォームローラーの上に立つだけでも笑顔になる。不安定なものの上に乗るという非日常感や，挑戦することによる充実感，達成感など，様々な感情から心が高揚する。これは，理屈抜きに運動へのモチベーションを高める。

フォームローラーはみるからに不安定で，「触ってみて」「乗ってみて」と訴えかけてくるようにみえる。アメリカの心理学者ギブソン（Gibson J）は，物（環境）が持っている特性が私たち人間に訴えかけていると考え，これを「アフォーダンス（affordance）」と呼んだ。私たちは勝手に運動しているわけではなく，道具という環境との相互作用として運動が成立しているともいえる。取っ手がついているからその取っ手を「引く」という行為が生まれるのであって，体が勝手に引く行為をするわけではない。

子どもに運動を継続させるためにはモチベーションが重要であり，フォームローラーのアフォーダンスはその一助となっているのかもしれない。

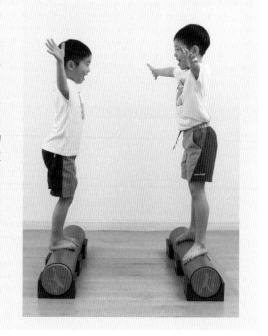

2

アセスメント：身体能力テスト

運動を始める前に，まずアセスメントとして身体能力テストを行う。子どもの状態を客観的に把握することで，その子どもにどのような運動が必要なのかが明確になる。また，運動を始めてからも定期的にアセスメントを行うことで，身体の変化に気づくことができ，モチベーションを維持するきっかけにもなる。

準備

2.1 柔軟性：体前屈

方法：立位体前屈を行って，体の柔軟性を大まかに確認する。手のひらが床につく場合を満点とし，手が届く場所によって点数をつける（点数については，表2-3を参照）。

柔軟性といっても，実際には背筋と太ももの裏の筋肉（ハムストリング）の柔軟性をみることになる。最近は猫背の子どもが多いので，背筋は伸びきっているかもしれない。ハムストリングに制限があることのほうが多いと思われる。

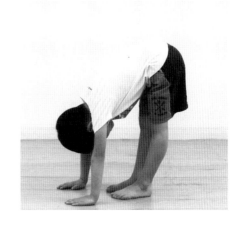

2.2 筋持久力：背筋

方法：腹臥位（うつ伏せ）で体幹を伸展し，床から頭を約15 cm持ち上げ，保持する。3分を目標に，保持できた時間によって点数をつける。

背筋は，重力に負けないように姿勢を起こす主要な筋肉である。姿勢保持にかかわるという意味で，瞬発力ではなく筋持久力を評価する。

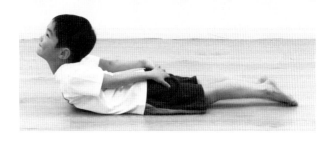

2.3　跳躍力：両足ジャンプ

方法:最初に，立位で両手を上に上げ，壁に指先をつけて，高さを計測する。その後，ジャンプして壁を触り，最高点の高さを計測する。

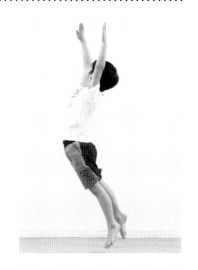

　飛び跳ねる力は，下肢の筋肉だけでなく，全身の伸展筋力も反映する。ジャンプ動作は，子どもらしい動きの代表といえるだろう。

2.4　バランス：片足立ち

方法：片足立ちで，両手を上に上げる。さらに可能であれば，目を閉じて姿勢を保持し，時間を計測する。

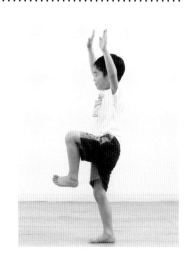

　平衡感覚は，内耳の耳石器と三半規管が担っている。また深部感覚や視覚も，バランスの重要な因子である。体を動かすほどバランス能力は高まり，逆にじっとしていては十分に育たない。目を閉じると，視覚の因子がなくなり，難易度が上がる。

2.5　リズム：足踏み

方法:メトロノームの音に合わせて，その場で足踏みする。60 BPM（拍/分）から始め，スムーズにできるようであれば，段階的に 140 BPM まで速くしていく。

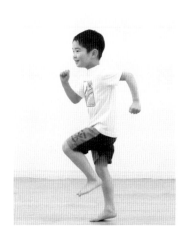

　リズムに合わせて体を動かすには，ある程度の運動予測ができ，筋バランスが整っている必要がある。速い動きでも対応できる神経の反応性を確認する。

2.6　模倣：同じ動きができるかどうか

方法：子どもと向かい合って立ち，4種類のポーズを行って，真似をさせる。ポーズは，①バンザイ，②三角のポーズ，③リバースウォーリアポーズ，④鷲のポーズである。①から順番に行い，できないところで終了とする。

　模倣は，共感や運動学習の基礎となっているミラーニューロンを刺激する。模倣は，子どもにとって非常に大事な能力である。また，子どもにエクササイズを指導する場合には，言葉で説明するよりも動作を模倣させることが多くなる。その意味でも，動きを見て理解する能力が必要となる。

1．バンザイ

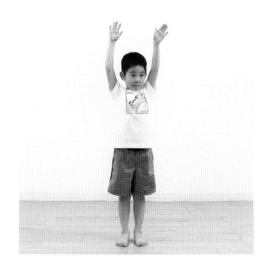

2．三角のポーズ

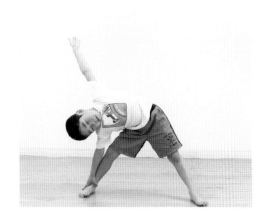

3．リバースウォーリアポーズ

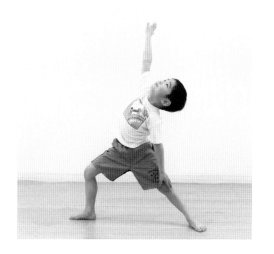

4．鷲のポーズ

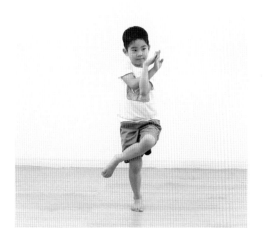

準備

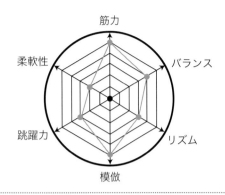

図2-3　レーダーチャートの例

身体能力テストを行ったら，表2-3にしたがって各種目に点数をつけ，レーダーチャート（図2-3）にプロットする。こうすることで，直感的に現状や課題を把握することができる。エクササイズを継続し，数ヵ月ごとにテストを行うことで，変化を追うこともできる。

（保坂知宏・中村尚人）

表 2-3　身体能力テストの評価表（レーダーチャート 5 段階評価）

種　目	基　準	点　数
柔軟性：体前屈	膝の高さ	1 点
	脛中央の高さ	2 点
	足首の高さ	3 点
	指先が床に着く	4 点
	手のひらが床に着く	5 点
筋力：背筋	できない	1 点
	1 分未満	2 点
	1 分以上 2 分未満	3 点
	2 分以上 3 分未満	4 点
	3 分以上	5 点
跳躍力：両足ジャンプ	0 cm（ジャンプできない）	1 点
	10 cm	2 点
	20 cm	3 点
	30 cm	4 点
	40 cm	5 点
バランス：片足立ち	できない	1 点
	開眼 15 秒	2 点
	開眼 30 秒	3 点
	閉眼 15 秒	4 点
	閉眼 30 秒	5 点
リズム：足踏み	60 BPM	1 点
	80 BPM	2 点
	100 BPM	3 点
	120 BPM	4 点
	140 BPM	5 点
模倣：同じ動きができるかどうか	できない	1 点
	バンザイ	2 点
	三角のポーズ	3 点
	リバースウォーリアポーズ	4 点
	鷲のポーズ	5 点

III

指導の実際

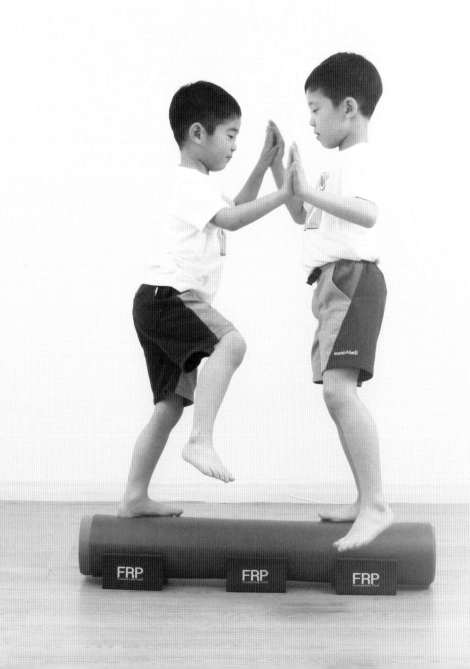

1
子どもどうしで行う遊び（準備運動）

　準備運動として，子ども2人（または親子など大人と子どもが2人）で行う遊びである。遊びの中で様々な動きを行い，基本動作（移動系・操作系・平衡系）の上達を図る。できるだけ，ステップする，まわる，跳ねる，しゃがむ，押す，引くなどの多種多様で自由な動きを取り入れるようにする。

子どもどうしで行う遊びの注意点
- 転倒，衝突や，他の子どもの巻き込みに注意する。環境設定（適度なスペース，周囲への配慮）が重要である。
- 子どもどうしで行う場合は，できるだけ身長や体重が同じくらいの子どもが組むようにする。
- 乱暴な動きにならないように心がける。
- 大人と子どもで行う場合は，大人が力の加減に気をつける。

子どもどうしで行う遊び

1.1　足踏み対決

目　的：瞬発力，俊敏性，集中力と，身体操作（かわす）の能力を高める。

準　備：最初に，足を踏む役と逃げる役を決める。また，踏む足を左右どちらかに決める。

開始姿勢：向かい合って立ち，両手をつなぐ。

動　作：

❶足を踏む役は相手の足を踏もうとし，逃げる役は踏まれないように逃げる。

❷踏む役と逃げる役を交代して行う。

注意点：

● 動くスペースを十分に確保して行う。

● 足を踏む時に，痛いほど強く踏まないように，注意する。

開始姿勢

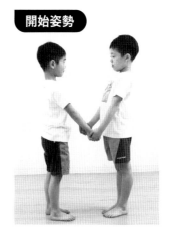

子どもどうしで行う遊び

足を踏む役　　　逃げる役

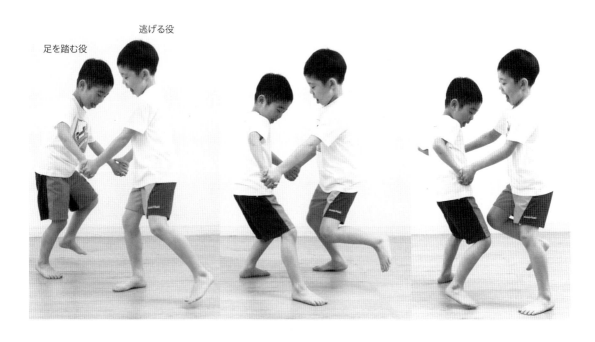

1.2 お尻たたき

目　的：瞬発力，俊敏性と，身体操作（しゃがむ，まわる，跳ねる）の能力を高める。

準　備：最初に，お尻にタッチする役と逃げる役を決める。

開始姿勢：向かい合って立ち，右手どうしをつなぐ。

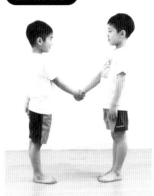

動　作：
❶タッチする役は相手のお尻にタッチしようとし，逃げる役はタッチされないように逃げる。
❷握っている手を左手に変えて行う。
❸タッチする役と逃げる役を交代して行う。

注意点：
● スペースを十分に確保して行う。

バリエーション：
● 握っている手を同側から反対側（右手と左手）に変えて行う。
● お尻にタッチすることに抵抗を感じる場合は，背中にタッチする。

タッチする役　　逃げる役

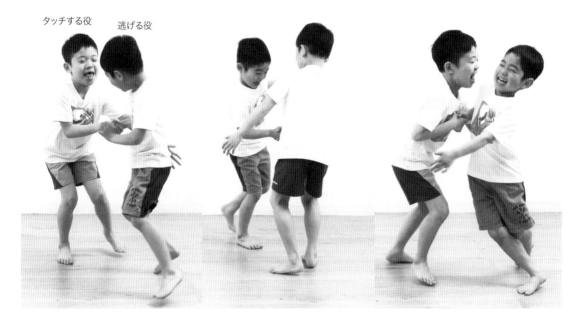

子どもどうしで行う遊び

1.3　ケンケン背中相撲

目　的：脚力，跳躍力，平衡感覚と，身体操作（片脚跳び）の能力を高める。

準　備：まず，1人で片脚跳び（ケンケン）の練習をしておく。

開始姿勢：背中合わせで立ち，片脚立ちになる。

動　作：
❶ケンケンしながら，お尻や背中で押し合う。
❷両足が地面につくか，転んだら，負けである。

開始姿勢

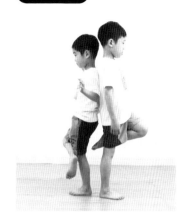

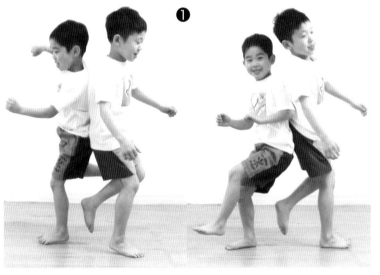

❶

❷

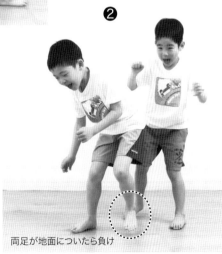

両足が地面についたら負け

子どもどうしで行う遊び

45

1.4 手の輪くぐり

目 的: 空間認知, 思考力, 身体操作（くぐる）の能力を高める。

開始姿勢: 向かい合って立ち, 両手をつなぐ。

動 作:
❶手の輪が外れないようにしながら, 1人が片足で一方の腕を外側から内側へまたぐ。
❷もう1人も同じように, 片足で同じ側の腕をまたぐ。
❸❹またいだ足を地面につける。
❺もう一方の手を万歳するように上げる。
❻背中が向かい合わせになるように, もう一度腕をまたぐ。

注意点:
● 転びやすいので, 注意する。

開始姿勢

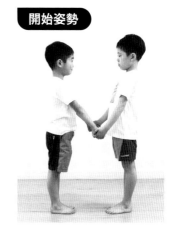

子どもどうしで行う遊び

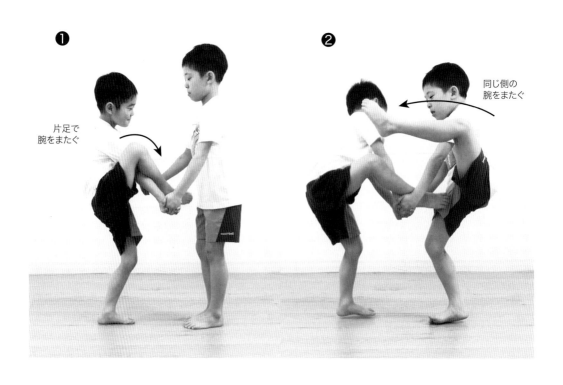

❶ 片足で腕をまたぐ

❷ 同じ側の腕をまたぐ

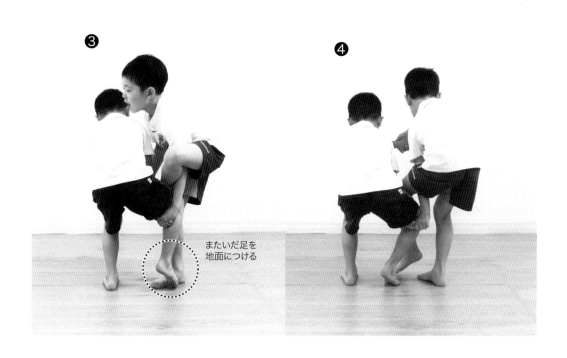

❸ またいだ足を
地面につける

❹

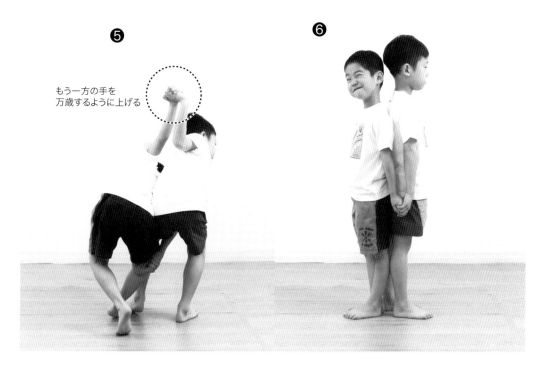

❺ もう一方の手を
万歳するように上げる

❻

1.5　正面エレベーター

目　的：脚力，タイミング・リズムの同期，集中力，
身体操作（体を傾ける，体を支え合う）の能力を高める。

開始姿勢：向かい合って座り，両手をつなぐ。

開始姿勢

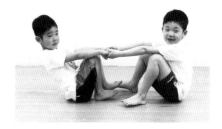

動　作：
❶上体をまっすぐにしたまま後ろへ傾け，2人でタイ
　ミングを合わせて同時に立ち上がる。
❷同じ経路で再び座る。

ポイント：
● 2人で声をかけ合って，タイミングを合わせる。

注意点：
● 手が離れて後方に倒れないように注意する。

子どもどうしで行う遊び

❶

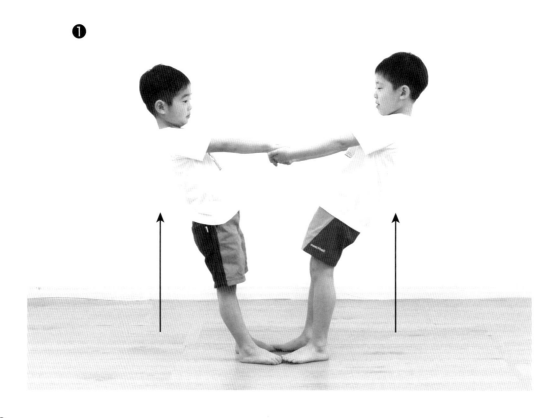

バリエーション：

● 下まで完全にしゃがみ込まずに，中腰で止まり，再び立ち上がる。

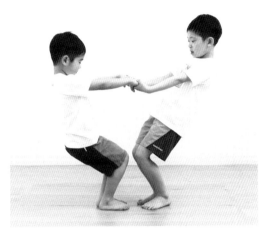

❷

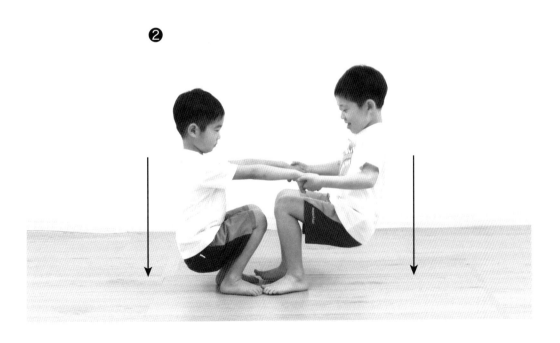

1.6　背面エレベーター

目　的：脚力，タイミング・リズムの同期，集中力，身体操作（押し合う力をコントロールする）の能力を高める。

開始姿勢：背中合わせに立つ。

動　作：

❶背中合わせのまま，ゆっくりと座る。この時，手は使わないようにする。

❷同じ経路で再び立ち上がる。

ポイント：

● 2 人で声をかけ合って，タイミングを合わせる。

● 背丈が同じくらいの子どもどうしのほうがやりやすい。

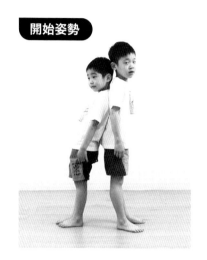

開始姿勢

❶

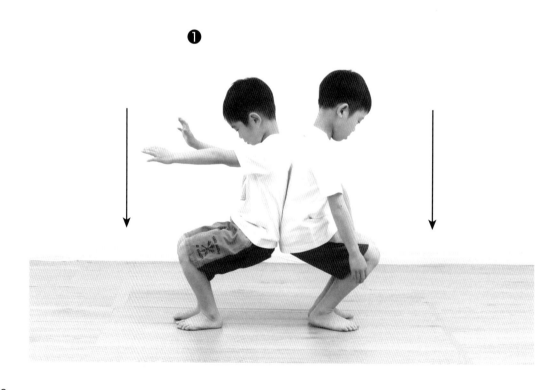

子どもどうしで行う遊び

バリエーション：

● 下まで完全にしゃがみ込まずに，中腰で止まり，再び立ち上がる。

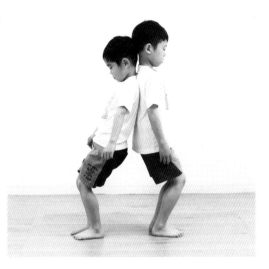

❷

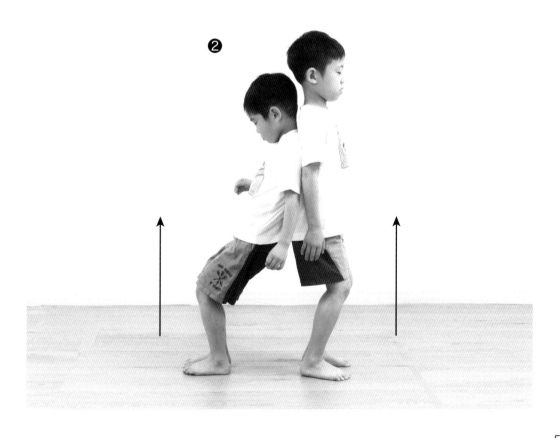

1.7 じゃんけんターン

目　的：俊敏性，空間認知，タイミング・リズムの同期の
能力を高める。

開始姿勢：向かい合って立つ。

動　作：
❶じゃんけんをする。
❷負けた人が勝った人の周りをできるだけ素早くまわる。
同じことを繰り返す。負ければ走り続け，勝てば立って休
むことができる。

注意点：
● 何組かで行う場合は，ぶつからないように広めのスペー
  スを確保する必要がある。
● まわる方向は指定しておいたほうが混乱が少ない。

開始姿勢

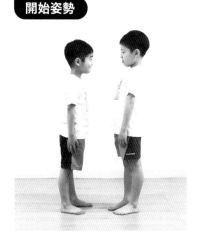

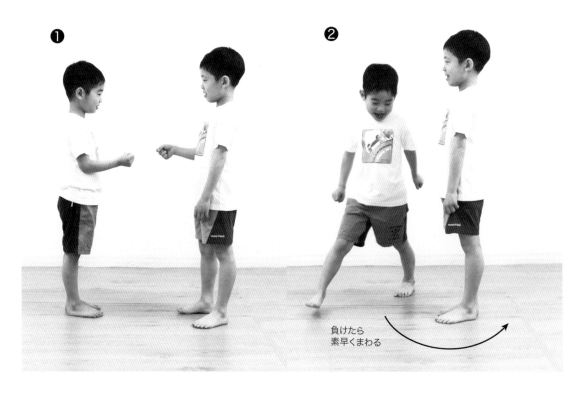

❶

❷

負けたら
素早くまわる

子どもどうしで行う遊び

1.8　たたみ返し

目　的: 脚力, 身体操作（押す, ひっくり返す, 体を固める）の能力を高める。

開始姿勢: 1人は床にうつ伏せになり, もう1人はその横に立つ。

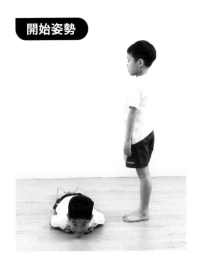

開始姿勢

動　作:
❶立っている子どもは, 手や足など体のあらゆる部分を使って, うつ伏せの子どもをひっくり返そうとする。うつ伏せの子どもは, こらえてひっくり返されないようにする。
❷ひっくり返って仰向けになったら, ひっくり返したほうの勝ちである。

ポイント:
● できるだけ2人の体格差がないようにする。

注意点:
● 白熱しすぎてけんかにならないように, 注意が必要である。

子どもどうしで行う遊び

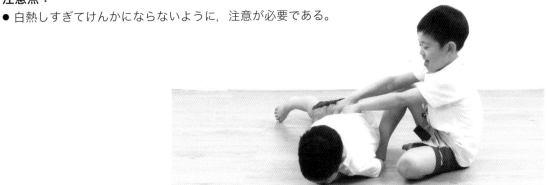

❶

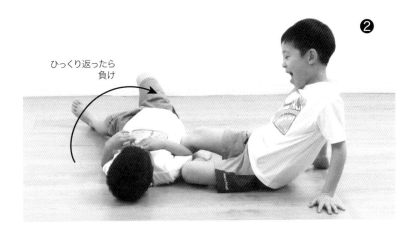

❷

ひっくり返ったら
負け

2

親子のからだ遊び

　「からだ遊び」は，平衡感覚，視覚，聴覚，触覚，運動覚，深部感覚，痛覚，温度覚など様々な感覚を刺激するだけでなく，筋力，瞬発力，持久力や柔軟性を高め，また判断力，環境への対応力を伸ばすことができる。しかし，親子でからだ遊びを行うことの何よりも重要な利点は，親子の絆が深まることである。

　親子のからだ遊びは，親がアスレチックジムになるようなものである。したがって，親が健康で体力がないと，親自身がケガをしかねない。からだ遊びを安全に行うために，まず親が十分に準備体操を行う必要がある。また，普段から体力をつけるように心がけることも必要である。

　親が一緒に遊べない場合は，親戚，友人，運動指導者など，他の大人が相手をしてあげよう。高いお金を払って人工的な遊具を使わなくても，大人がいれば，子どもにとっては十分楽しいジムなのである。

からだ遊びの注意点

- 乳児に対しては，激しい動きを行ってはならない。とくに首が座っていない場合には，乳幼児揺さぶられ症候群*を起こす恐れがあるため，注意を要する。対象の目安としては，大きな動きを伴うものは1歳半くらいからと考えている。
- 転倒，転落，衝突や，他の子どもの巻き込みに注意する。環境設定（適度なスペース，周囲への配慮）が重要である。
- 子どもは関節がゆるいので，手や腕を引っ張ることで起こる肘関節・肩関節の脱臼に，特に注意する。
- 大人のケガにも注意が必要である。自分の体力や筋力，子どもの体格などを考え，無理をしないようにする。

いろいろな「だっこ」（図 3-1）

　いわゆる「だっこ」も，子どもの平衡感覚や皮膚感覚に様々な刺激を与える。これらのだっこのバリエーションは，それ自体がエクササイズであり，子どもにとっては遊びである。ここで紹介するものは，子どもの年齢や体力，さらには大人の体力によって，危険を伴うものもある。それぞれの条件によって選ぶとよいだろう。

*乳幼児揺さぶられ症候群（shaken baby syndrome）：約 3 Hz（振幅 40 mm）の頸部の振動挙動で急性硬膜下血腫を発生させる危険性がある。

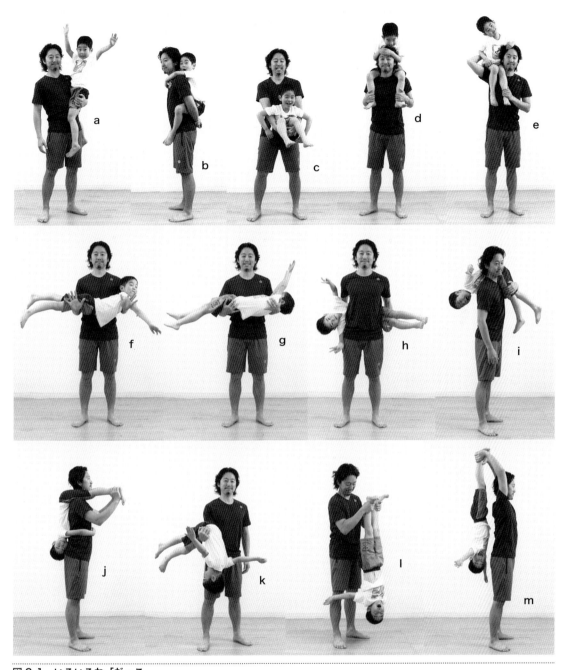

図 3-1　いろいろな「だっこ」
a：いわゆるだっこ。殿部を持ってお腹に引き寄せて安定させる。b：いわゆるおんぶ。前腕を内回しや外回しにすると，大人の手の疲れがたまらない。c：子どもの膝の下で支える。大人の時計などが当たると痛いので，先に外しておく。手がお尻からすり抜けることもあるので注意が必要である。d：いわゆる肩車。子どもは大人の額を持つ。e：片側だけの肩車。子どもの腰の部分を押えて安定させる。f：空中で子どもをうつ伏せにし，脇の下と鼠径部を支える。子どもはスーパーマンのように体を伸ばす。g：空中で子どもを仰向けにし，肩甲骨と殿部を支える。子どもは万歳をするように体を伸ばす。h：子どもを横にした状態で，腰に背負う。子どもの背中と脚を支えるようにする。i：子どもの鼠径部を支点にして肩に背負い，膝裏を手で持って支える。j：肩車の逆バージョン。子どもの足首を持つ。子どもは手を離してもよいが，不安なら大人の胴体に手をまわす。k：子どもの鼠径部を引っ掛けるようにして持つ。頭のほうが重いので，前に落とさないように注意が必要である。l：足首を持って逆さにぶら下げる。子どもは，床に手をついたり，頭頂をついたりしてみよう。m：小さい子どもなら，背中の後ろで逆さにぶら下げられる。大人の肩の機能によっては難しいので，無理は禁物である。

親子のからだ遊び

2.1 壁倒し

目　的：脚力と，身体操作（押す）の能力を高める。

開始姿勢：大人は膝立ちになり，胸の前で腕を組んで壁になる。子どもは大人の正面に立つ。

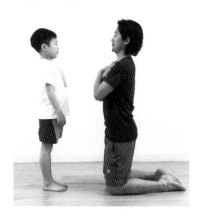

開始姿勢

動　作：
❶子どもは，大人の壁を力一杯押し，倒そうとする。大人は，倒されないように抵抗する。
❷壁が倒されたら，子どもの勝ちである。

注意点：
● 顔を押すと危険なので，押さないように前もって注意しておく。

バリエーション：
● 10秒，20秒など，制限時間を設定して行う。

親子のからだ遊び

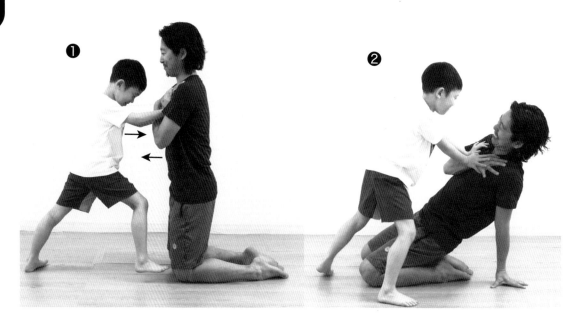

2.2 力比べ

目　的：脚力と，身体操作（押す）の能力を高める。

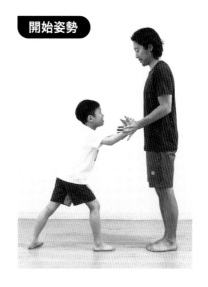

開始姿勢：大人は足をそろえて立つ。子どもは大人の正面に足を開いて立つ。大人と子どもは手のひらをぴったり合わせる。

動　作：
❶互いの手のひらを，全身を使って押し合う。
❷最初の場所から動いたほうが負けである。

注意点：
● 勢いよく押しすぎて，転ばないように注意する。

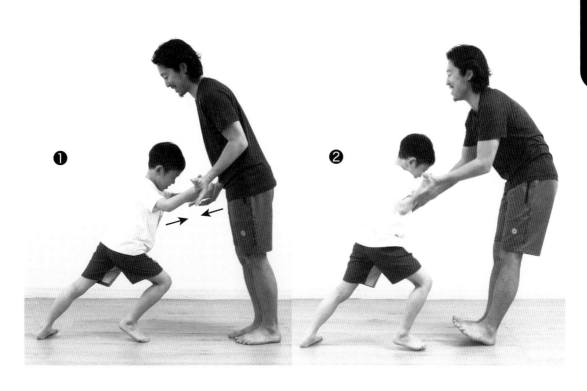

2.3　手押し車

目　的：空間認知，身体操作（手で歩く）の能力を高める。

開始姿勢：子どもは腕立て伏せの姿勢をとる。大人は，子どもの足首を持って脚を持ち上げる。

動　作：手押し車でいろいろな方向に歩く。

注意点：
- 子どもの手首が痛くなることがあるので，確認しながら行う。
- 大人は，自分の腰への負担を減らすため，腰を屈めるのではなく，腰を起こした状態で中腰になるなど，工夫する。

バリエーション：
- 慣れてきたら，スタートとゴールを決めて，数名で競争する。

開始姿勢

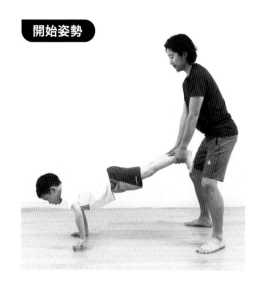

親子のからだ遊び

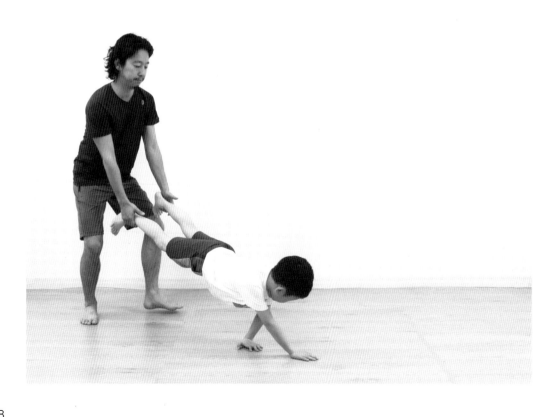

2.4　ハイジャンプ

目　的：平衡感覚と，空間認知，身体操作（ジャンプする）の能力を高める。

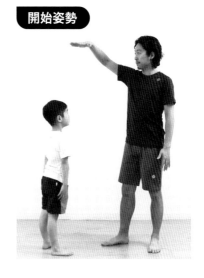

開始姿勢

開始姿勢：大人が子どもの頭の上に手をかざして立つ。

動　作：子どもは手のひらにタッチするようにジャンプする。大人の目の高さ，額の高さ，頭の高さなどを目安に高さを設定し，徐々に高さを上げて，どこまで届くか挑戦させる。

注意点：
● 着地しても問題がないか，事前に足元や周りを確認する。

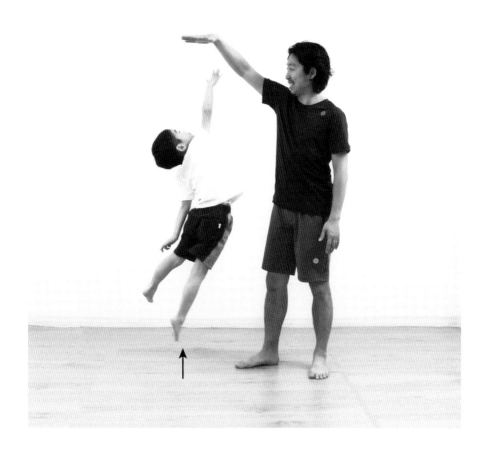

親子のからだ遊び

2.5　シザースジャンプ

目　的：瞬発力, 俊敏性と, 空間認知, タイミング・リズムの同期, 身体操作（跳ねる）の能力を高める。

開始姿勢：大人は脚を伸ばして座り（長座位）, 子どもは大人の脚をまたいで立つ。

開始姿勢

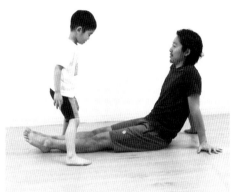

❶

セーノ, ハイ！

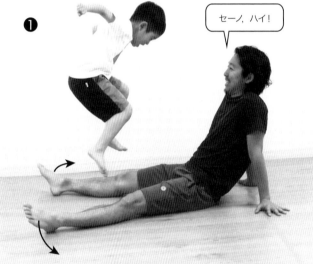

親子のからだ遊び

❷

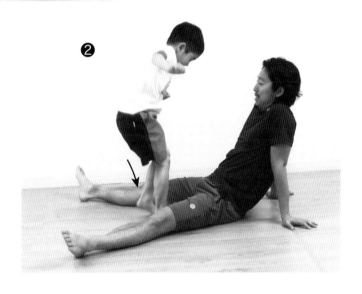

60

動　作：

❶❷大人は，「セーノ，ハイ！」と合図を出し，それに合わせて脚を開く。子どもはジャンプして脚を閉じ，大人の脚の間に下りる。

❸❹大人は合図とともに脚を閉じる。子どもはジャンプして脚を開き，大人の脚をまたいで下りる。

❶〜❹をリズムよく繰り返す。

❸
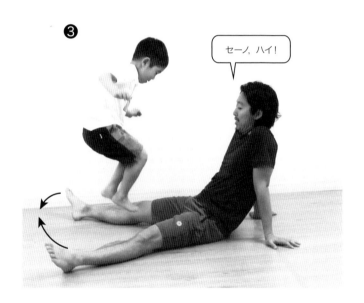

セーノ，ハイ！

❹
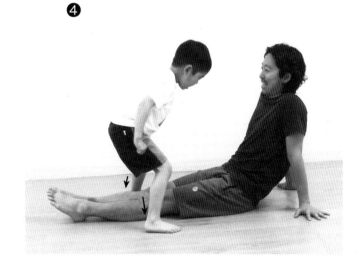

2.6 トンネルくぐり

目　的:平衡感覚と，空間認知，身体操作（くぐる，よじ上る）の能力を高める。

開始姿勢：大人は床に手をつき，三角形のトンネルをつくる。

動　作：
❶子どもは，大人のつくったトンネルをくぐる。
❷子どもは，大人のつくったトンネルの上に上る。

注意点：
● 大人の姿勢保持の負荷が高いので，無理しないようにする。

開始姿勢

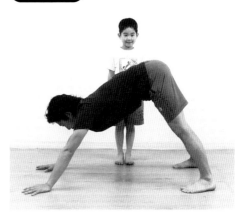

親子のからだ遊び

❶　　　　　　　　　　　　❷

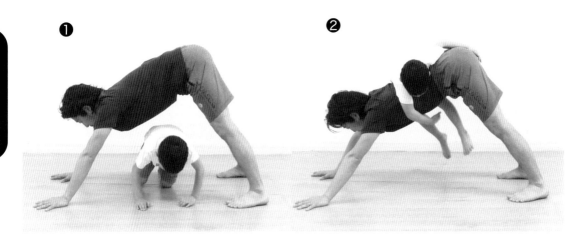

バリエーション：
● 大人はブリッジ姿勢でトンネルをつくる。

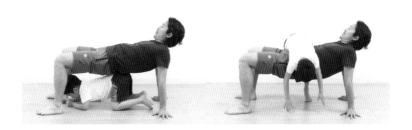

2.7 太ももバランス

目 的：平衡感覚と, 空間認知, 身体操作 (バランスをとる) の能力を高める。

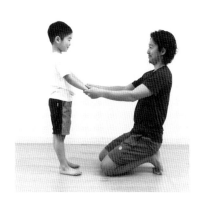

開始姿勢：大人は床に膝をついて座る。子どもは大人の正面に立つ。2人は向かい合って手をつなぐ。

動 作：子どもは, 大人の太ももの上に上る。大人は, 体を後ろに傾ける。子どもも大人も腕をまっすぐに伸ばし, 体を一直線にして, バランスをとる。

注意点：
● 手が滑って離れないように注意する。

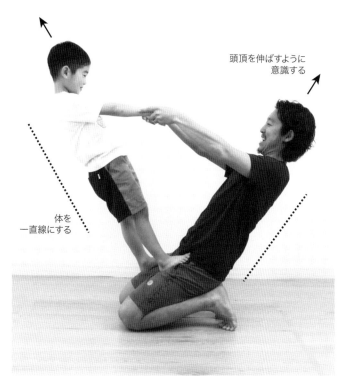

頭頂を伸ばすように意識する

体を一直線にする

バリエーション：
● 大人は立位で膝を曲げて行う。

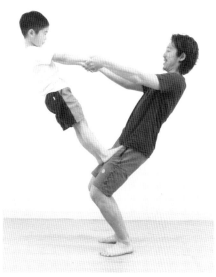

2.8　ブランコ

目　的：空間認知能力，平衡感覚を高める。

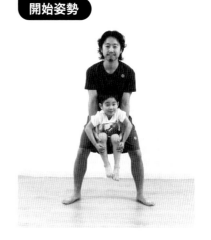

開始姿勢：大人は左右の手を組み，足幅を広くとって立つ。
子どもは，大人の手のひらの上に座る。

動　作：
❶❷大人は腕を大きく左右に揺らす。
❸❹大人は腕を大きく前後に振る。

親子のからだ遊び

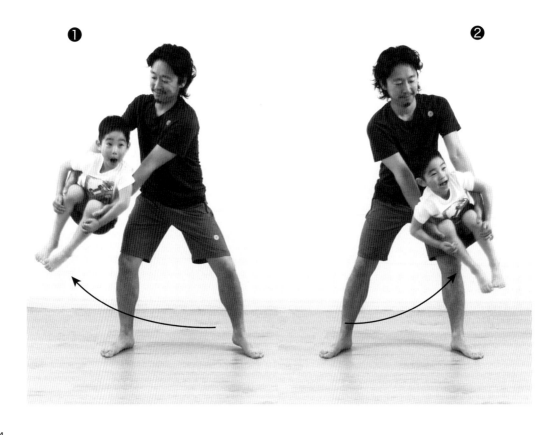

注意点：

● 不安定な場合，子どもはブランコの紐を握るように大人の腕を握る。

● 大人は，腰を起こした状態で中腰になり，体を安定させて行う。

バリエーション：

● 大人は，腕を大きく振り回すようにして，1回転する。

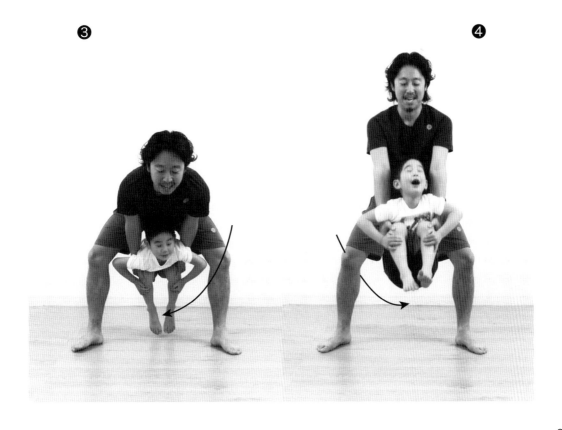

❸　　　　　　　　　　　　　　　　❹

親子のからだ遊び

2.9　お山でバンザイ

目　的：脚力，平衡感覚と，身体操作（よじ上る）の能力を高める。

開始姿勢

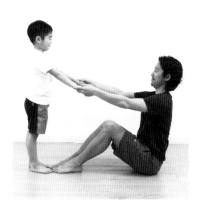

開始姿勢：大人は膝を立てて座る。子どもは大人の正面に立ち，大人と手をつなぐ。

動　作：

❶子どもは，つないだ手を引っ張り，バランスをとりながら，大人の脛をゆっくりと上る。

❷膝の上まで上ったら，バランスをとるのが得意な子どもは，手を離す。

❸下りる時もゆっくりと下りる。

注意点：

● 子どもは，滑らないように裸足で行う。

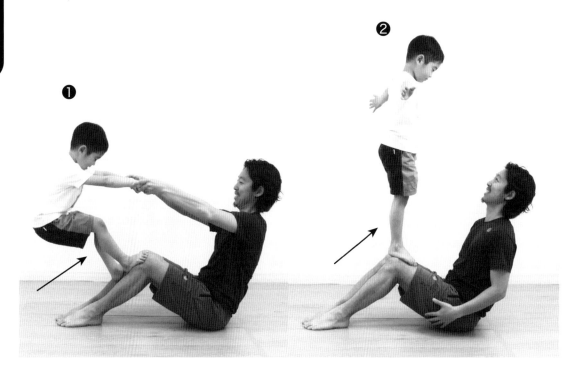

2.10　ぶら下がりモンキー

目　的：空間認知, 身体操作 (しがみつく) の能力を高める。

開始姿勢：大人は片肘を曲げ, 子どもの正面に木のように立つ。足幅は広めにとる。

動　作：

❶子どもはジャンプして大人の腕にぶら下がる。

❷大人の筋力に余裕があれば, 腕を少し揺らしてみる。

注意点：

● 大人の筋力の見せ所であるが, 無理をして肩を痛めないように十分注意が必要である。

開始姿勢

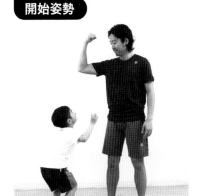

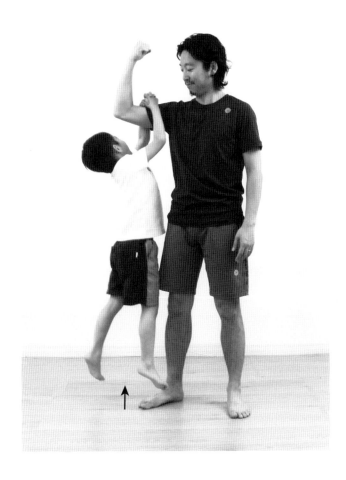

親子のからだ遊び

バリエーション：

● 子どもがジャンプしても届かない場合や, ぶら下がることができない場合は, 大人がしゃがみ, 子どもは床に立ったまま腕につかまり, ぶら下がるまねをする。

67

2.11　ジェットコースター

目　的：平衡感覚と，空間認知，身体操作（しがみつく）の能力を高める。

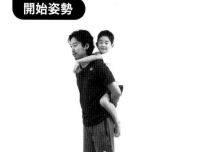

開始姿勢

開始姿勢：大人は子どもを「おんぶ」する。場合によっては「だっこ」する。

動　作：大人は子どもをおぶったまま，ジェットコースターのように様々な方向へ動く。急発進などで変化をつけ，上下，左右，回転と様々な動きを行う。

注意点：
● 周りの人やものにぶつからないように注意する。

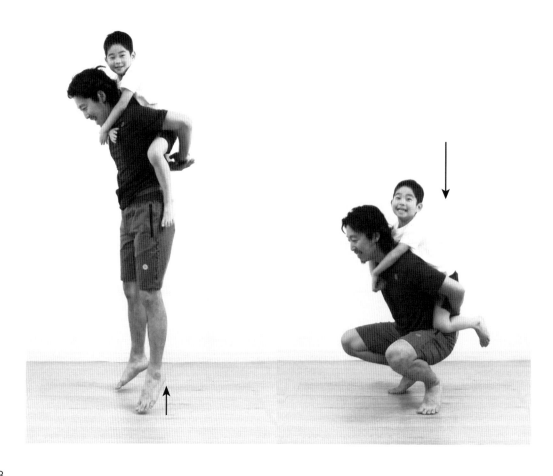

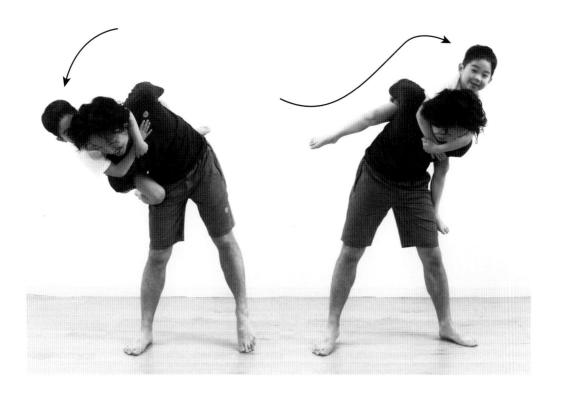

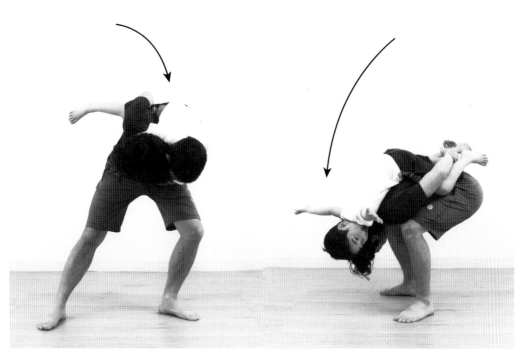

2.12 たかいたかいぐるぐる

目　的：平衡感覚と，空間認知，身体操作（体を伸ばす）の能力を高める。

開始姿勢：大人は子どもの正面に立ち，子どもの両脇を手で支える。

動　作：大人は子どもを頭上に持ち上げ，「たかいたかい」をしながら，その場でプロペラのようにまわる。子どもは，できるだけ体が床と平行になるように，腕と脚を伸ばして体をまっすぐにする。

注意点：
- 目がまわるので，回転は多くても5回程度にする。
- 逆回りも行う。

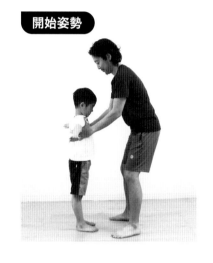

開始姿勢

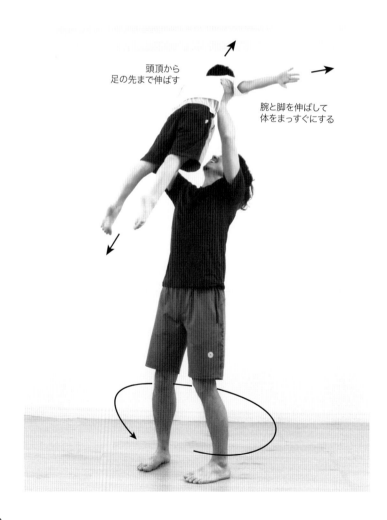

頭頂から足の先まで伸ばす

腕と脚を伸ばして体をまっすぐにする

親子のからだ遊び

2.13　飛行機

目　的：平衡感覚と，空間認知，身体操作（水平バランス）の能力を高める。

開始姿勢：大人は床の上に仰向けになる。子どもは，大人の足のそばに立つ。大人は子どもと手をつなぎ，足の裏を子どものへその付近（骨盤）に当てる。

動　作：
❶大人は脚で子どもをゆっくりと持ち上げる。
❷手を離せそうだったら，離してみる。子どもは，体をできるだけまっすぐにする。

注意点：
● 子どもが落ちそうになったら支えられるように，常に注意しておく。

バリエーション：
● 大人は，足の指で子どもの腹をくすぐって遊んでもよい。落ちそうになったら必ず支えること。

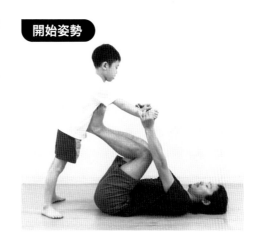

開始姿勢

体をできるだけまっすぐにする

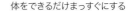

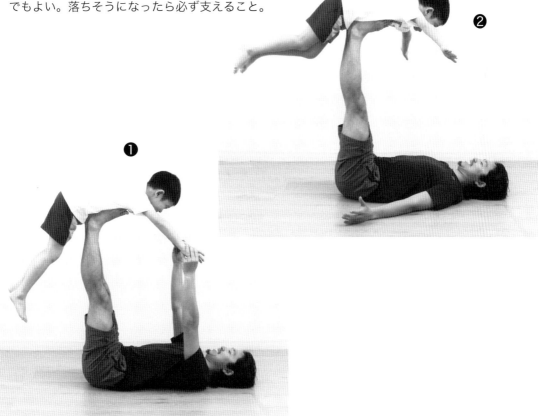

❶

❷

親子のからだ遊び

71

2.14　体操選手

目　的：空間認知，平衡感覚，身体操作（バク転様）の
能力を高める。

開始姿勢：大人は床の上に仰向けになり，足の裏を子ど
もの鼡径部に当てて子どもを持ち上げる。子どもは大人
の脚にしっかりとつかまる。

開始姿勢

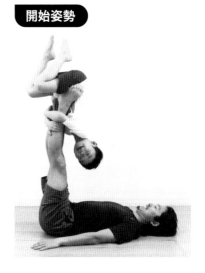

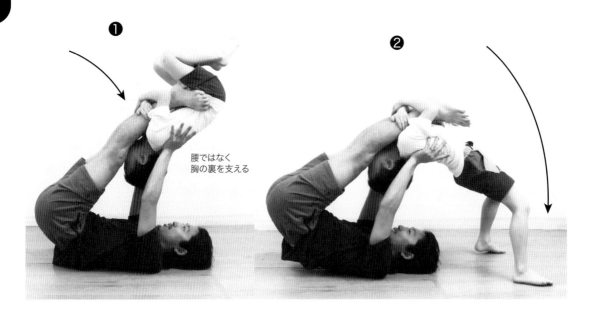

❶

腰ではなく
胸の裏を支える

❷

動　作：

❶大人はゆっくりと脚を頭の方に傾ける。必要に応じて子どもの背中を支える。

❷子どもを床に下ろす。子どもは体を反って足を床につく。

❸子どもは床に足がついたら，体を起こして立つ。

注意点：

● 子どもを支える時は，腰の反りすぎを予防するために，腰ではなく胸の裏側を支える。

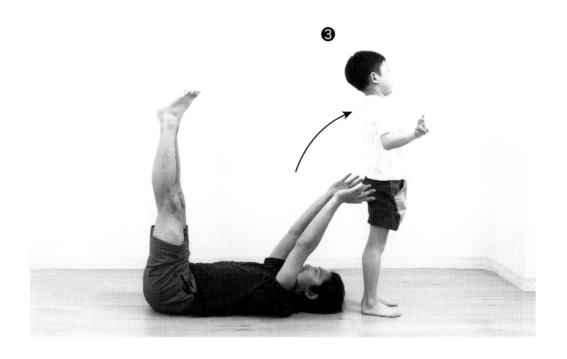

2.15　脛抱き逆転

目　的：空間認知，平衡感覚，身体操作（垂直バランス）の能力を高める。

開始姿勢：大人は床の上に仰向けになり，膝を曲げる。子どもは大人の脛に抱きつく。

開始姿勢

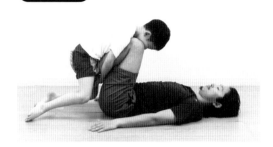

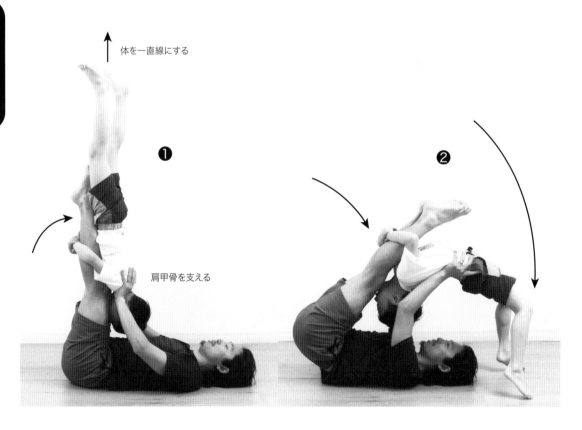

体を一直線にする

❶

❷

肩甲骨を支える

親子のからだ遊び

動　作：

❶大人は曲げていた脚をゆっくりと伸ばし，子どもを持ち上げる。両手で子どもの肩甲骨を下から支える。子どもは体を一直線にする。

❷可能であれば，大人は脚を頭のほうに傾けて，子どもを床に下ろす。子どもは体を反って足を床につく。

❸子どもは足が床についたら，体を起こして立つ。

注意点：

● 子どもを支える時は，腰ではなく胸の裏側を支える。

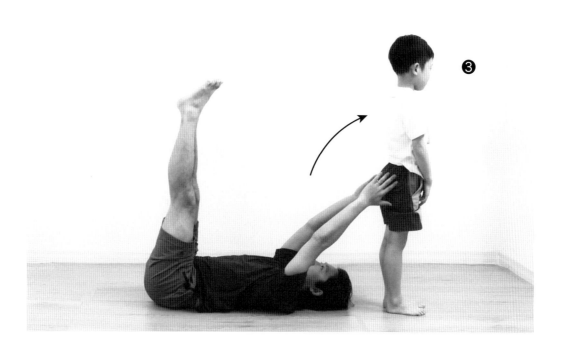

❸

2.16 おててでぐるりん

目　的： 平衡感覚と，空間認知，身体操作（回転）の能力を高める。

開始姿勢： 大人と子どもは向かい合って立ち，手をつなぐ。

動　作：
❶❷子どもはジャンプするか，大人の脚を伝って後ろに回転する。
❸〜❺可能であれば，反対に回転して元に戻る。

注意点：
- 肩が固い子どもではできないので，腕を後ろに持ち上げさせて，十分な柔軟性があるか，痛みや違和感がないか，事前に確認する必要がある。
- 大人は前傾して子どもの全体重を支えるため，腰にかなりの負担がかかる。事前に背筋を鍛えておくことを勧める。

開始姿勢

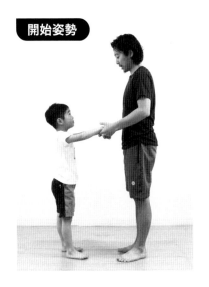

親子のからだ遊び

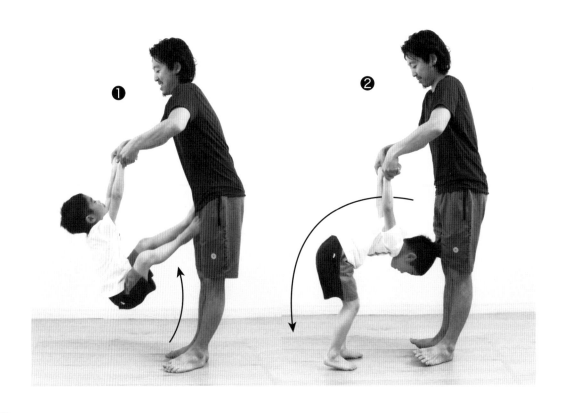

❶　❷

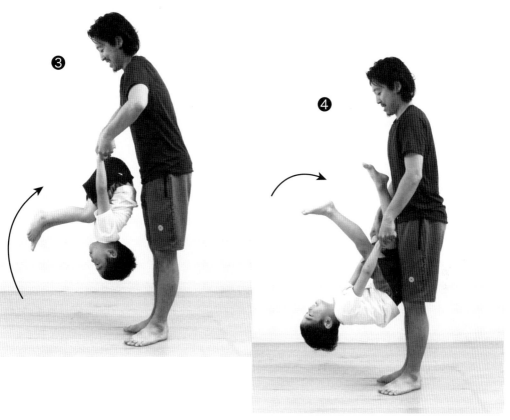

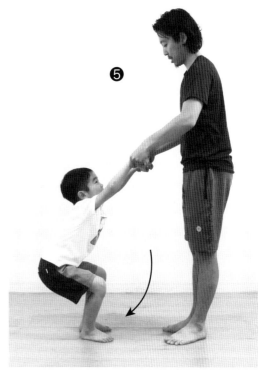

2.17　お馬さん

目　的：脚力，平衡感覚，身体操作（よじ上る）の能力を高める。

開始姿勢

開始姿勢：大人は中腰で前かがみになり，膝に手を当てる。

動　作：
❶子どもは大人の太ももに片足を乗せ，掴めるところを掴み，背中によじ上る。
❷乗馬するように大人の背中にまたがる。下りる時も同じように足をかけて下りる。

注意点：
● 小さな子どもでは，大人が中腰の高さを調節して上りやすくする。

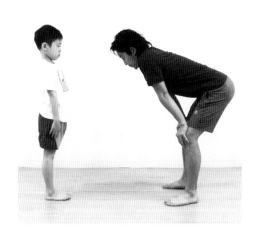

親子のからだ遊び

❶

❷

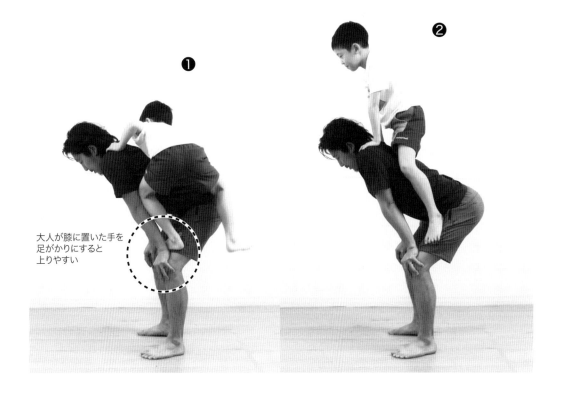

大人が膝に置いた手を
足がかりにすると
上りやすい

2.18　跳び箱

目　的: 脚力, 跳躍力, 平衡感覚, 身体操作（よじ上る）の能力を高める。

開始姿勢: 大人は中腰で前かがみになり, 膝に手を当てる。

動　作:

❶❷子どもは少し離れたところから助走をつけ, ジャンプして大人の背中に飛び乗る。

注意点:

● 小さな子どもでは, 大人の中腰の高さを調節して飛び乗りやすくする。

● 大人は, 子どもの勢いで前に転ばないよう気をつける。

バリエーション:

● 高さを高くしたり低くしたりと, いろいろに変えて行う。

開始姿勢

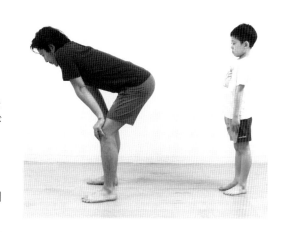

❷

❶

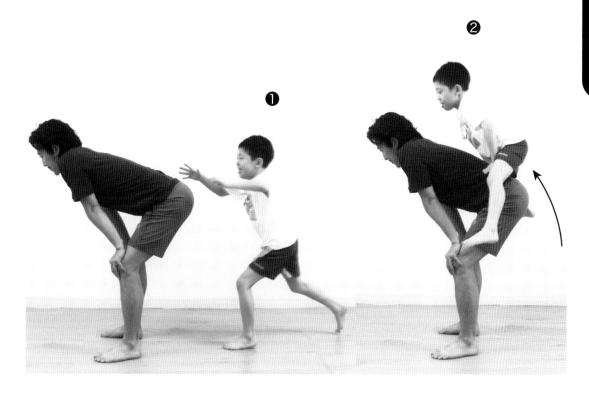

親子のからだ遊び

2.19 四つ這い滑り台

目 的:平衡感覚，身体操作（垂直バランス・体重支持）の能力を高める。

開始姿勢：大人は床の上で四つ這いになる。子どもは大人の背中にまたがり，腕と脚で抱きついてしっかりとつかまる。

動 作：

❶大人は膝を伸ばして三角形の形になり，頭を下げる。

❷さらに，片脚を持ち上げ，つま先立ちになり，背中の角度を急にする。

❸❹子どもは床に手をつき，ゆっくりと床に下りる。

注意点：

● 柔軟性，筋力など，大人の体力がかなり必要なので，可能な範囲で行う。大人も子どももケガをしないように，十分に注意が必要である。

開始姿勢

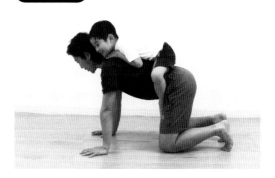

親子のからだ遊び

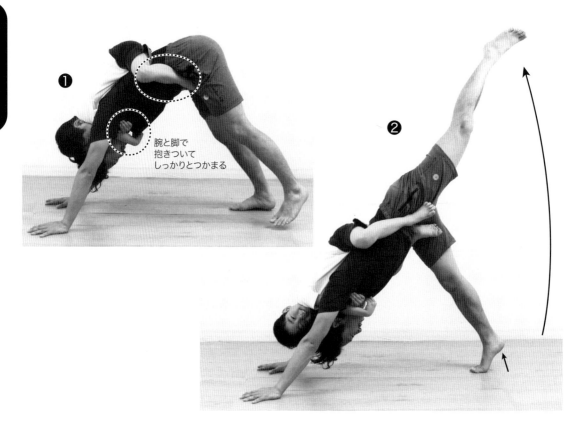

❶ 腕と脚で抱きついてしっかりとつかまる

❷

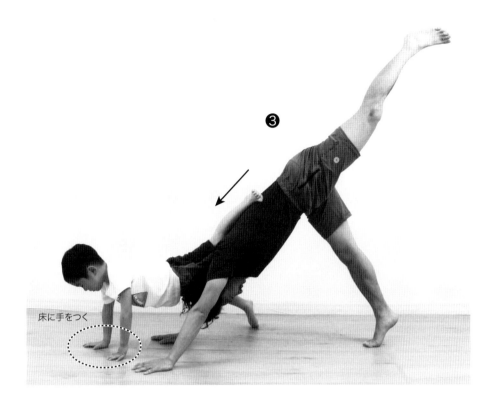

❸

床に手をつく

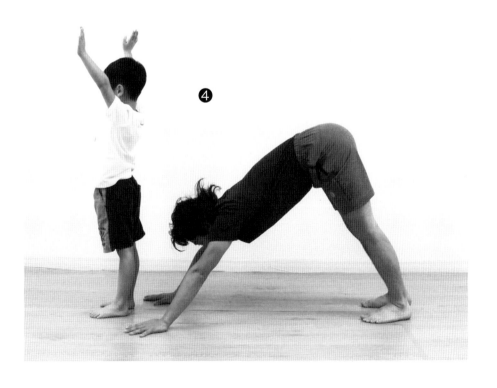

❹

2.20　足裏マッサージ

目　的：平衡感覚と，空間認知，身体操作（バランス）の能力を高める。

開始姿勢：大人はうつ伏せになり，左右の脚を揃える。

開始姿勢

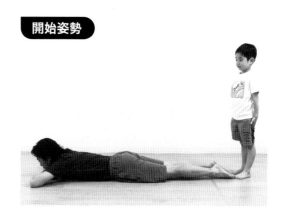

動　作：

❶❷子どもは大人の足裏に乗り，平均台の上を歩くようにバランスをとりながら，背中に向かって歩いていく。

❸肩まで行ったら向きを変え，同じように足まで戻る。

ポイント：

● 大人は，マッサージされて気持ちがよいところがあれば，「ありがとう，気持ちいいなあ」などとフィードバックすると，子どもが喜ぶ。できるだけ，子どもとコミュニケーションをとるようにしよう。

注意点：

● 床の上で行うと，大人の膝が痛いので，マットや布団の上で行うとよい。

バリエーション：

● 子どもはカニ歩き（横歩き）で歩く。

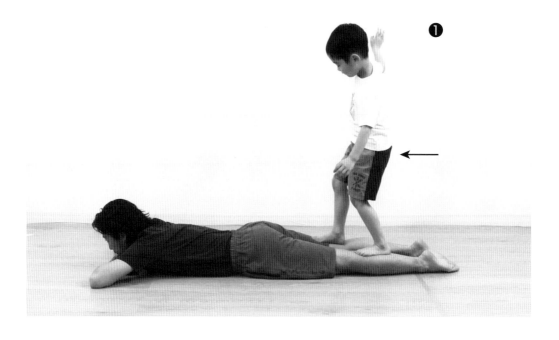

❶

親子のからだ遊び

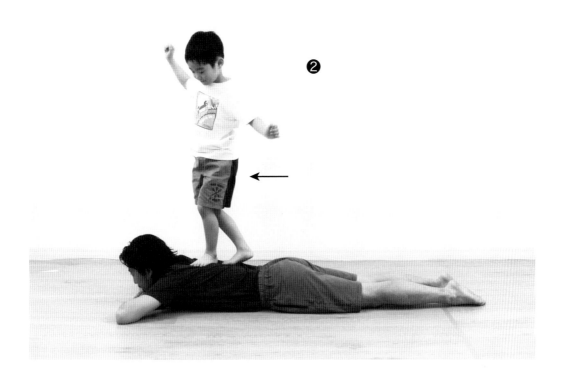

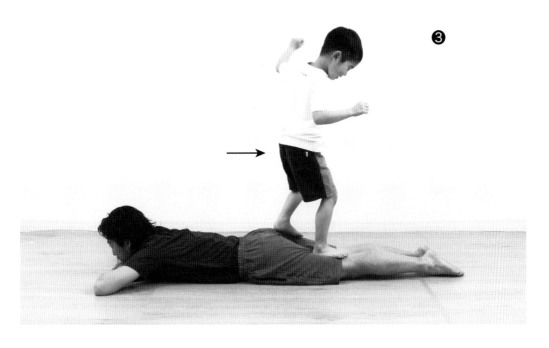

2.21 ゴロゴロから逃げろ

目 的：タイミング・リズムを同期させる
能力，跳躍力を高める。

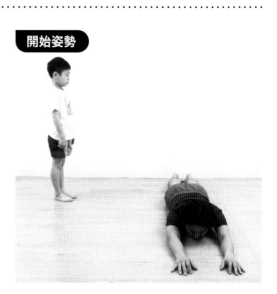
開始姿勢

開始姿勢：大人は床にうつ伏せになり，両
腕を頭の上に伸ばす。子どもは少し離れたと
ころに立つ。

動 作：
❶❷大人は子どもに向かってゴロゴロと転
　　がる。子どもはジャンプしてそれをか
　　わす。

バリエーション：
● いろいろなスピードで行う。

注意点：
● 床の上で行うと大人が痛いので，マットや
　布団の上で行うとよい。
● 子どもがジャンプしている途中で大人が転がるのを止めると，大人の上に下りてきてしまう
　ことがあり危険なので，注意する。

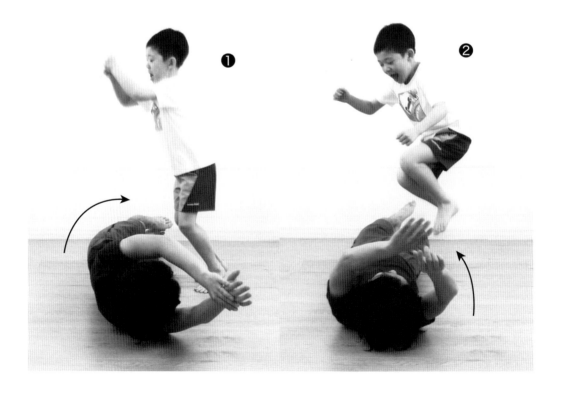

2.22　引きずり遊び

目　的:平衡感覚, 身体操作（しがみつく）の能力を高める。

開始姿勢:大人は立ち, 子どもは大人の片脚にしがみつく。

動　作:大人は子どもを引きずりながら様々な方向に歩く。子どもは振り落とされないようにしがみついている。

注意点:
● 大人が転ばないように気をつける。

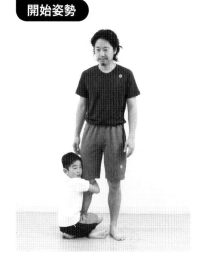

開始姿勢

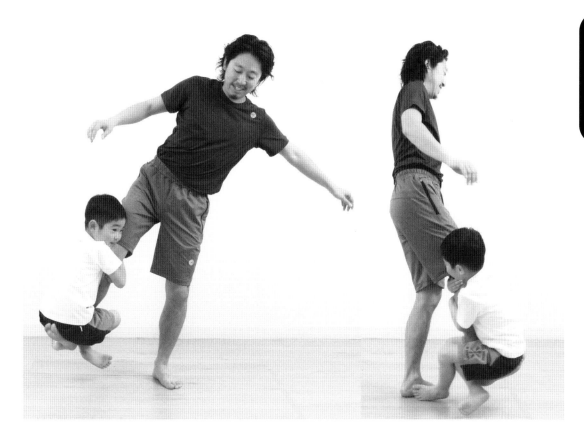

2.23　メリーゴーランド

目　的：空間認知，平衡感覚，身体操作（握る）の能力を高める。

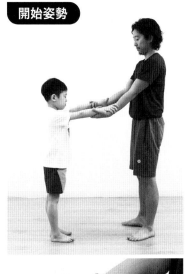

開始姿勢：大人と子どもは向かい合って立ち，両手をつなぐ。互いの手首の上を握るようにする。

動　作：大人は，肘を軽く伸ばしながら，体を後ろに傾けてバランスをとる。その場で回りながら，円を描くように子どもを振る。

注意点：
● 周りにぶつかるものがないよう，事前にスペースを十分に確保する。

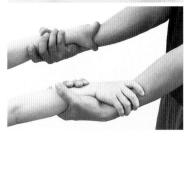

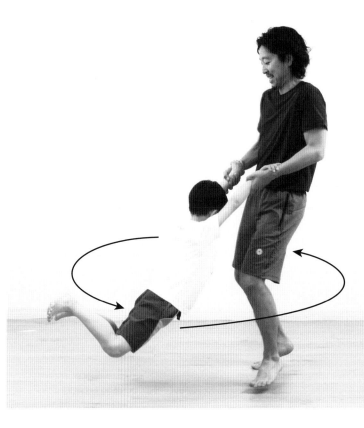

親子のからだ遊び

2.24　足持ち逆立ち

目　的: 集中力, 平衡感覚, 身体操作（上肢での体重支持）の能力を高める。

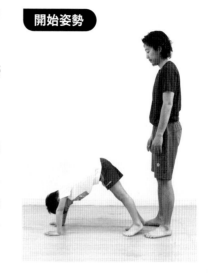

開始姿勢: 子どもは床に両手をついて, 腕立て伏せの姿勢をとる。大人はその後ろに立つ。

動　作:

❶ 子どもは腕立て伏せの姿勢から片足を上げ, 大人は足首を持って支える。

❷ 子どもはもう片方の足も上げ, 大人は足首を持つ。さらに, 大人は足を徐々に持ち上げて, 子どもの体を垂直にする。子どもの体が垂直になったら, 大人は支えている力を弱めて, 子どもに保持させる。

❸ 下りる時は, 上げる時の動作を反対の順番に行って, 最初の姿勢に戻る。

ポイント:

● 子どもが逆立ちしている時は, 手の前の床を見させる。

注意点:

● 手首が固い場合, 痛くなることがあるので, 子どもに確認しながら行う。

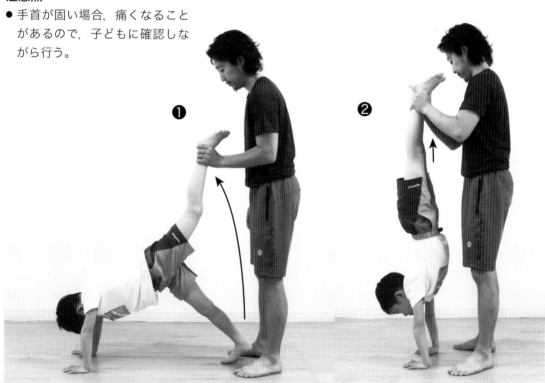

2.25　お相撲対決

目　的：脚力と，身体操作（押す）の能力を高める。

開始姿勢：蹲踞の姿勢（つま先立ちでしゃがむ）をとる。

動　作：
❶大人は蹲踞姿勢のまま，子どもは立ち上がり，相撲をとる。
❷倒したほうが勝ちである。

ポイント：
● 大人は基本的に負けるようにするが，時々勝って，子どもの闘争心を引き出すとよい。

注意点：
● 倒れた時にケガしないよう，前もって周りの環境を確認する。

開始姿勢

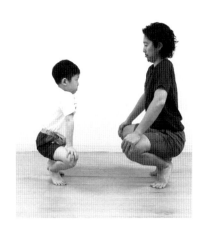

親子のからだ遊び

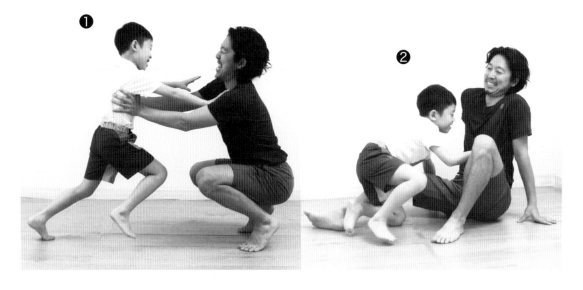

3
・・
ローラー遊び

　フォームローラーを使って，移動系・操作系・平衡系動作（表1-2参照）を主に使う「ローラー遊び」を行う。遊びの中で平衡感覚，視覚，聴覚，触覚，運動覚，深部感覚，痛覚，温度覚など，各種感覚を刺激し，運動スキルを磨くことができる。また，筋力，瞬発力，持久力や柔軟性を高め，判断力や環境への対応力を伸ばすこともできる。遊びは健康的な発達の基礎である。

　さらに，ゲームの要素を取り入れ，競い合うことで，コミュニケーション能力を養うこともできる。集団での遊びをプログラムの中に多く取り入れよう。

　これらの遊びは，親子など大人と子どもでも，子どもどうしでもできるものを選択している。大人と子どもが行う設定になっている遊びも，ほとんどが子どもどうしでも行うことができる。年齢が異なる子どもが行う場合には，力の差が歴然とならないように数人で行ったり，強いほうにハンディキャップを課すなど，工夫するとよい。

ローラー遊びの注意点

- ローラーにつまずいて転倒したり，ローラーから転落してケガをしないよう気をつける。また，ローラーを手に持って操作する場合には，周りの子どもにぶつけないよう注意する。
- 環境設定（適度なスペースを確保すること，周囲への配慮）も重要である。
- ローラーの上に乗る遊びでは，原則として，ローラーが転がらないようにグリッポンベース（第2章参照）で固定する。グリッポンベースがない場合には，ハーフカットのローラーを使用する。どちらの場合も，ローラーの端に乗らない，ローラーの上に飛び乗らないなど，使用する際の注意点についても事前に説明する。
- 大人のケガにも注意する。

ローラー遊び

3.1 蹲踞バランス

目　的: 脚力, 平衡感覚, 集中力, 身体操作（蹲踞, 耐えること）の能力を高める。

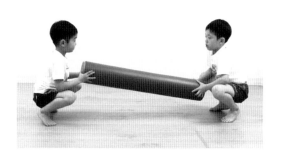

開始姿勢: 2人の子どもがしゃがんで（蹲踞）向かい合い, それぞれフォームローラーの端を持つ。

動　作:
❶ 1人がローラーをいろいろな方向に動かし, もう1人がその動きについていく。
❷ しばらくしたら, 動かす役を交代する。

ローラー遊び

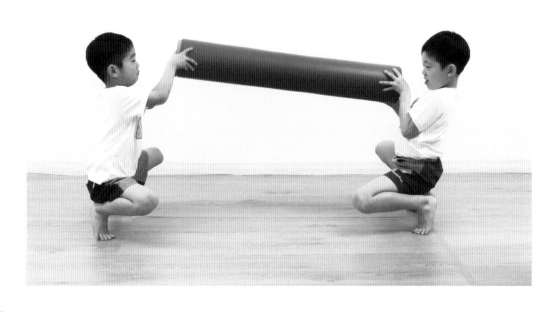

注意点：
● 勢いよく動かして，相手を倒さないように注意する。

バリエーション：
● 倒すように誘導するローラー相撲もできる。

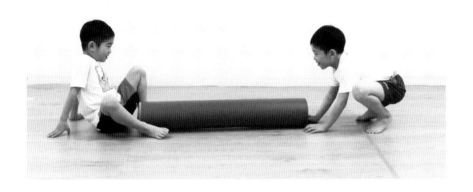

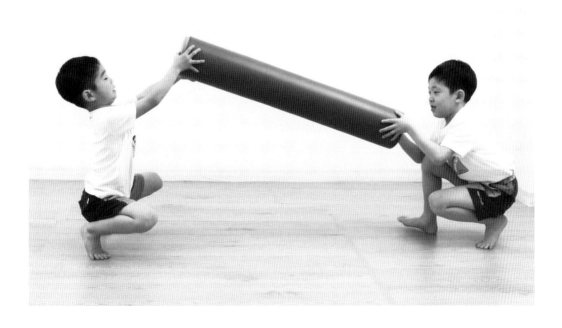

ローラー遊び

3.2 棒引き

目　的：脚力，身体操作（引っ張る）の能力を高める。

開始姿勢：2人の子どもが立位で向かい合い，それぞれフォームローラーの端を持つ。

動　作：
❶綱引きのようにローラーを引っ張り合う。
❷片方がしりもちをつくか，中心から大きく引っ張られたら，負けである。

ポイント：
● 体格が同じくらいの子どもどうしで行う。

開始姿勢

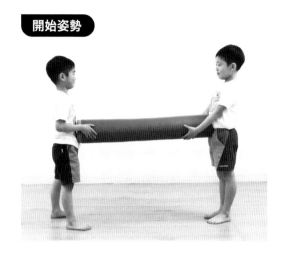

❶

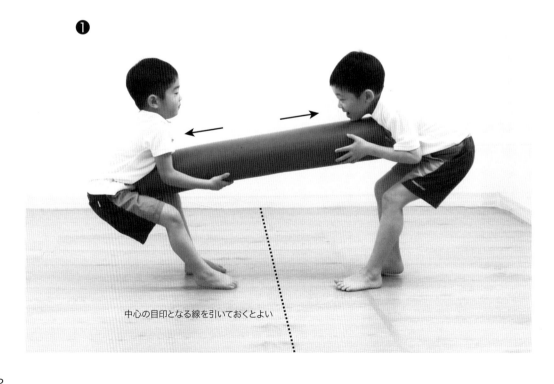

中心の目印となる線を引いておくとよい

バリエーション：
● 大人 1 人対複数の子どもで行うこともできる。

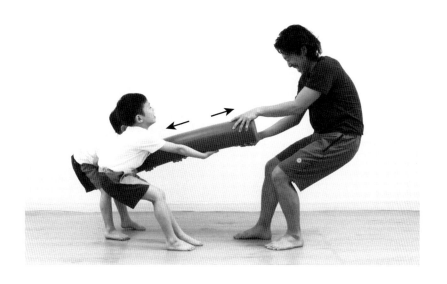

❷

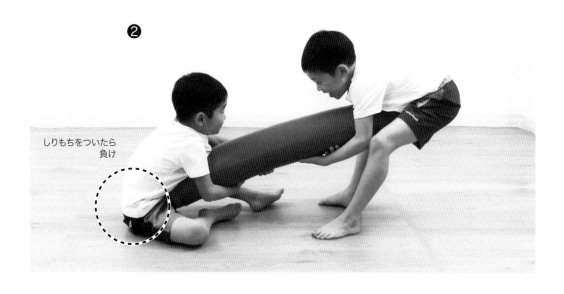

しりもちをついたら
負け

ローラー遊び

3.3　のびのびジャンプ

目　的：脚力，跳躍力と，空間認知，タイミング・リズムの同期の能力を高める。

開始姿勢：大人はフォームローラーの前，子どもはローラーの片側に立ち，互いに両手をつなぐ。

動　作：子どもはローラーを飛び越すようにジャンプする。大人はできるだけ高く飛べるよう，タイミングを合わせて持ち上げる。

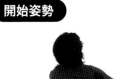

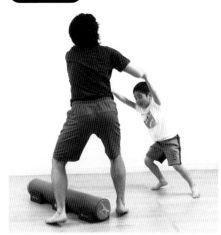

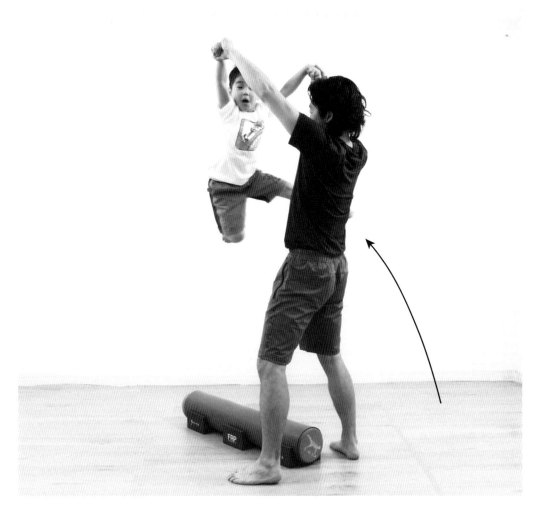

注意点：

● ローラーが転がらないように，グリッポンベースなどで固定する。

● しっかりと手をつなぎ，手が離れないようにする。

● 子どもどうしで行う場合は，補助するほうが体格が大きくないとうまくできない。体格を考
　慮して行う。

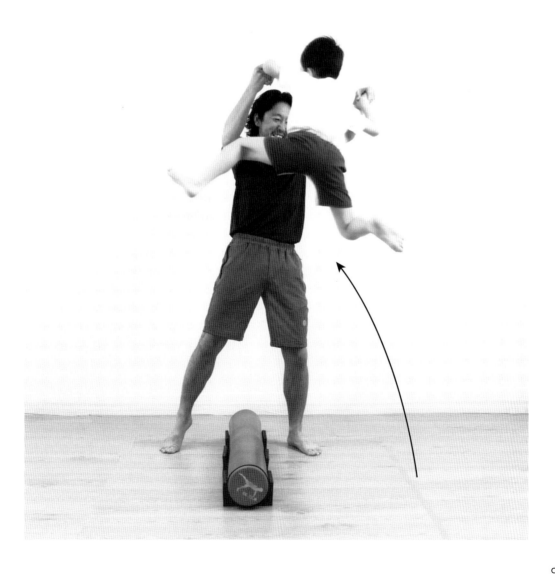

3.4　ローラーから逃げろ～！

目　的：脚力，跳躍力，俊敏性，集中力と，空間認知，タイミング・リズムの同期，身体操作（ジャンプ，くぐる，かわす，またぐ）の能力を高める。

開始姿勢：大人と子どもは立位で向かい合う。大人は両手でフォームローラーを持つ。

動　作：大人は，足をその場所から動かさないようにしながら，ローラーを子どものほうへ差し出し，子どもにぶつかりそうになるように，様々な方向へ動かす。子どもは，同じ場所からできるだけ動かないようにしながら，ローラーから逃げる。

開始姿勢

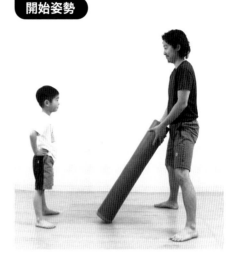

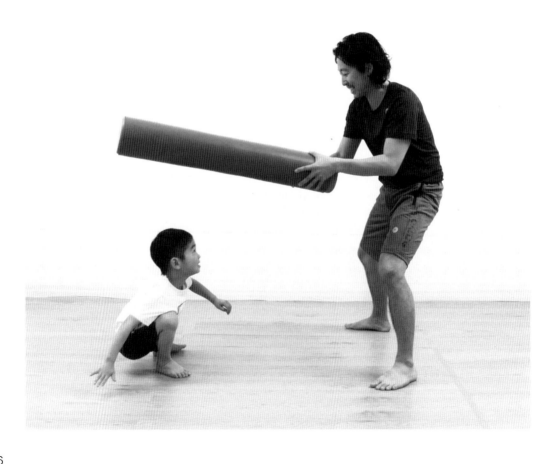

ローラー遊び

ポイント：

● 大人はローラーの動きに合わせて「上から落ちてくるぞ，逃げろ！」「足にぶつかるぞ，ジャンプだ！」などと声をかけ，楽しくなるように，また子どもがローラーを避けやすいように工夫する。

注意点：

● 周りのものや人にぶつからないよう，広い場所で行う。

ローラー遊び

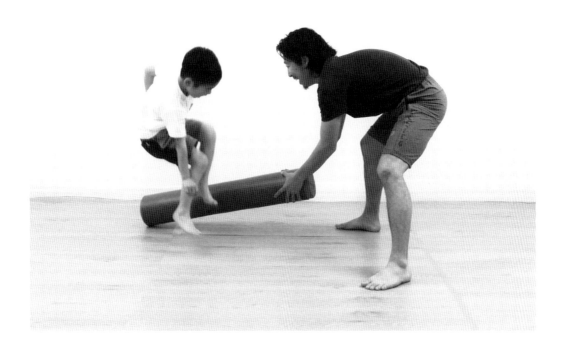

3.5 真剣白刃取り

目　的：集中力と，空間認知，タイミング・リズムの同期，身体操作（掴む）の能力を高める。

開始姿勢：大人と子どもは立位で向かい合う。大人はフォームローラーを持つ。

動　作：
❶大人はローラーを刀のように振り下ろす。
❷子どもは顔の前でローラーを両手でキャッチする。

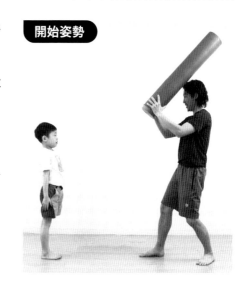

開始姿勢

❶

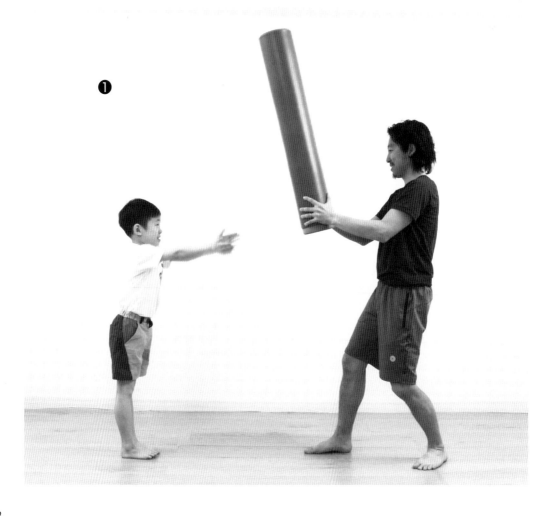

ローラー遊び

注意点：
● タイミングがずれて頭にローラーが当たることもあってもよいが，子どもに恐怖を与えない
　ように注意する。

バリエーション：
● 斜め上から振り下ろすなど，いろいろな動きを入れる。

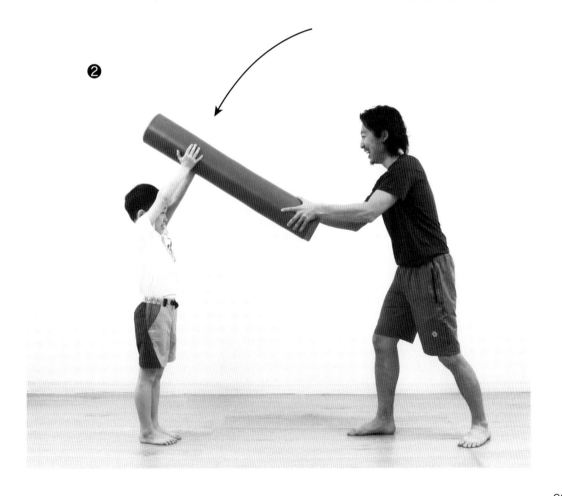

❷

3.6　前向きの四つ足またぎ

目　的：思考力，集中力，空間認知，身体操作（高這いで移動する）の能力を高める。

準　備：フォームローラーをいくつかランダムに床に配置する。

開始姿勢：高這い姿勢になる。

動　作：高這いで前進し，すべてのローラーをまたぐ。

開始姿勢

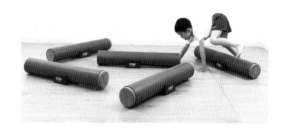

注意点：
● 複数の子どもが一度に行うこともできるが，その場合，ぶつからないように注意する。

バリエーション：
● 目標物を決め，それに触れて戻ってくる競争をする。

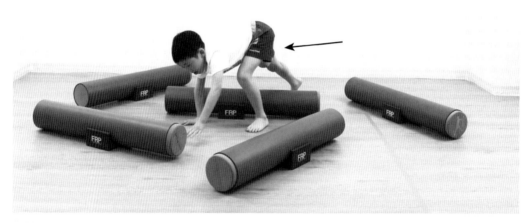

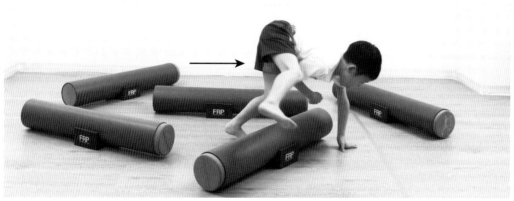

ローラー遊び

3.7 後ろ向きの四つ足またぎ

目　的：空間認知，思考力，集中力，身体操作（高這いで移動する）の能力を高める。

準　備：フォームローラーをいくつかランダムに床に配置する。

開始姿勢：後ろ向きの高這いになる。

動　作：後ろ向きの高這いで前進し，すべてのローラーをまたぐ。

開始姿勢

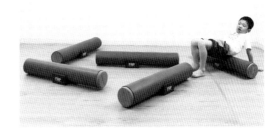

注意点：
● 複数の子どもが一度に行うこともできるが，その場合，ぶつからないように注意する。

バリエーション：
● 目標物を決め，それに触れて戻ってくる競争をする。

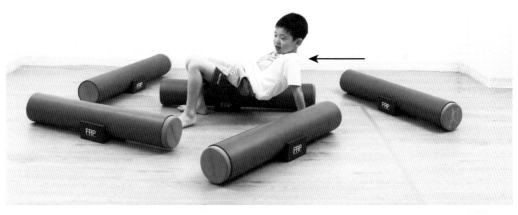

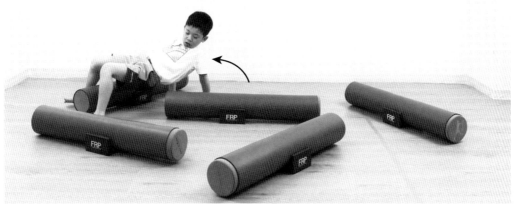

ローラー遊び

3.8 矢を避けろ！

目　的：集中力，身体操作（力をいなす・弛緩）の能力を高める。

開始姿勢：1人がフォームローラーの上に両膝立ちになり，その前にもう1人が立つ。

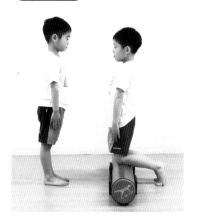
開始姿勢

動　作：
❶立っている子どもが，膝立ちしている子どもに向かって，手を矢のように伸ばしていく。
❷膝立ちしている子どもは，膝の位置を動かさないようにしながら，体を柔らかく動かして，その手をかわす。

ポイント：
● 伸ばした手は矢なので，一度伸ばしたら方向を変えてはいけない。

❶　　　　　　　　　　　❷

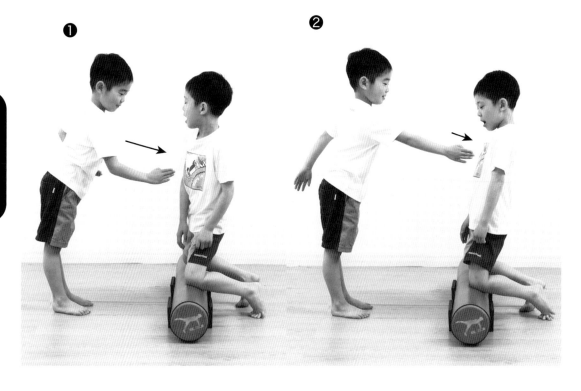

ローラー遊び

3.9　お尻バランス

目　的：平衡感覚，集中力，身体操作（バランスをとる）の能力を高める。体幹の機能を高める。

開始姿勢

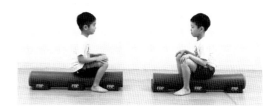

開始姿勢：2人の子どもが向かい合い，フォームローラーにまたがる。

動　作：合図と同時に手足を離してバランスをとり，1分間保持する。足や手が床についたら負けである。

注意点：
- グリッポンベースなどで固定しても，しなくてもよい。必要に応じて判断する。

バリエーション：
- 保持する時間を短くしたり，長くしたりする。
- ローラーの上で正座してバランスをとる。

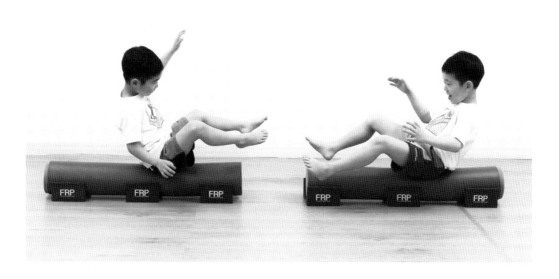

ローラー遊び

3.10　閉眼手合わせバランス

目　的：平衡感覚，集中力，身体操作（相手の動きに合わせる）の能力を高める。目を閉じて行うことで，深部受容器の関節位置覚や筋内の受容器の感受性を高め，身体感覚を向上させる。

開始姿勢：子どもはフォームローラーの上に立ち，大人はその正面の床の上に立つ。子どもは目を閉じ，大人と手のひらを合わせる。

動　作：大人が合わせた手を多方向に動かし，バランスを崩す。子どもはバランスをとりながら，手が離れないようについていく。

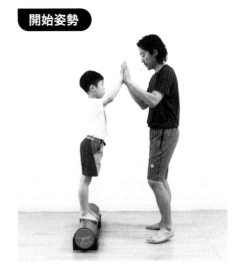

開始姿勢

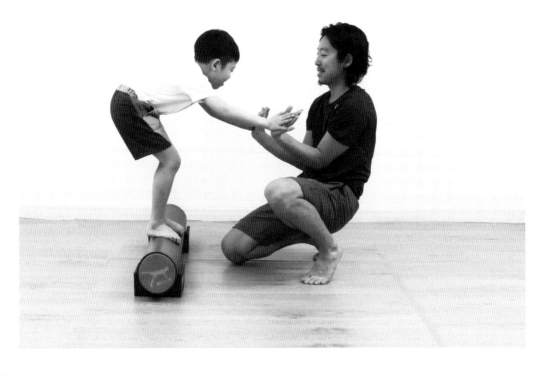

ローラー遊び

注意点：

● ローラーが転がらないように，グリッポンベースなどで固定する。

バリエーション：

● 難しすぎる場合は，目を開けて行う。

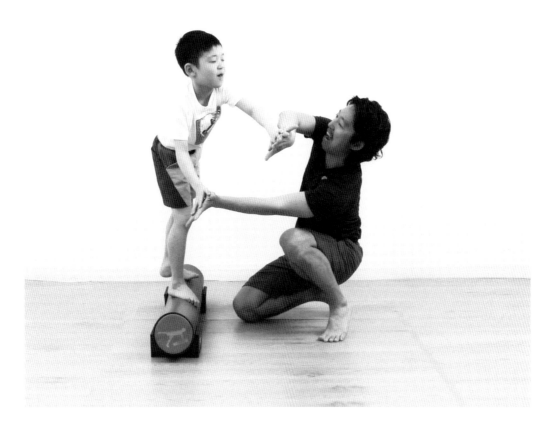

3.11　なすがまま

目　的：平衡感覚，集中力，身体操作（相手の動きに合わせる）の能力を高める。

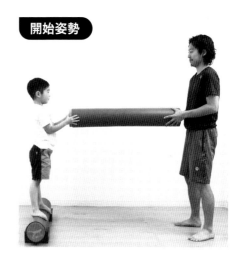

開始姿勢

開始姿勢：子どもはフォームローラーの上に立ち，大人はその正面の床の上に立ち，それぞれローラーの端を持つ。

動　作：大人は，ローラーを押したり，回したり，押すと見せかけて引いたりして，様々な方向へ動かし，子どものバランスを崩そうとする。子どもはバランスをとりながら，その動きについていく。

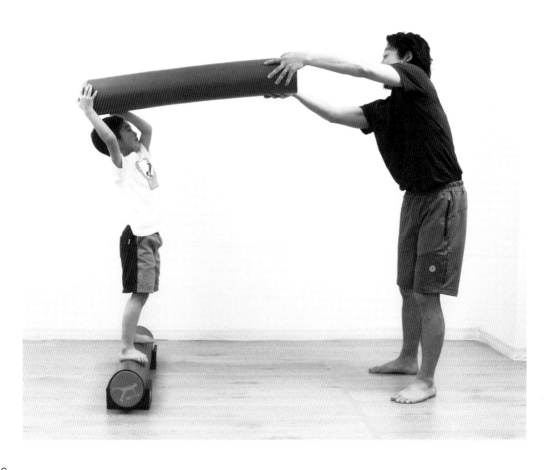

ローラー遊び

注意点：

● ローラーが転がらないように，グリッポンベースなどで固定する。

● 大人は，子どもがローラーから落ちない範囲で行う。

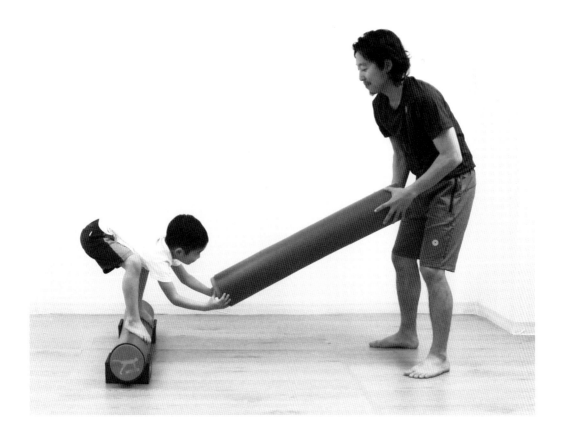

3.12 四方向ローラータッチ

目　的：脚力，俊敏性，集中力，思考力，空間認知，身体操作（触れる，ステップ動作）の能力を高める。

準　備：フォームローラーを4本，1.5〜2mくらいの間隔で，正方形に立てる。

開始姿勢：子どもはローラーの中央に，1本のローラーを正面にして立つ。大人はローラーの外に立つ。

動　作：大人は「右」「左」「前」「後ろ」と口頭で指示を出す。子どもは，ローラーを倒さないようにしながら，指示されたローラーにできるだけ速くタッチする。

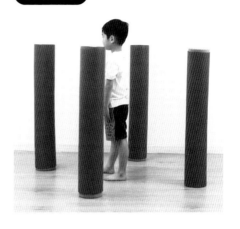

開始姿勢

注意点：
● ローラーが倒れることを想定して，周りの環境を事前に確認する。

バリエーション：
● 指示を，「東」「西」「南」「北」で行う。
● 指示を英語で行う。

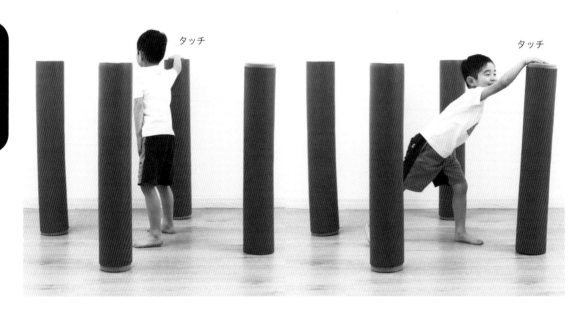

タッチ　　　　　　　　　　　　　　　　タッチ

ローラー遊び

3.13　プッシュジャンプ

目　的：跳躍力・脚力，俊敏性，タイミング・リズムの同期，集中力，身体操作（押しながら跳ぶ）の能力を高める。特に，肩甲骨を使うことで，体幹の機能を向上させる。

開始姿勢：2人で向かい合い，両手を頭上に上げた状態でフォームローラーを支える。

動　作：ローラーを押し合いながら，タイミングを合わせてジャンプする。10回連続して行う。

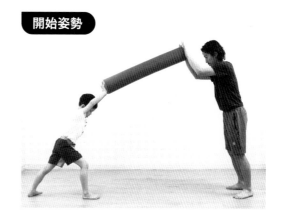

開始姿勢

注意点：
● 強く押しすぎると肩にストレスがかかるので，力がつりあうあんばいを探す。

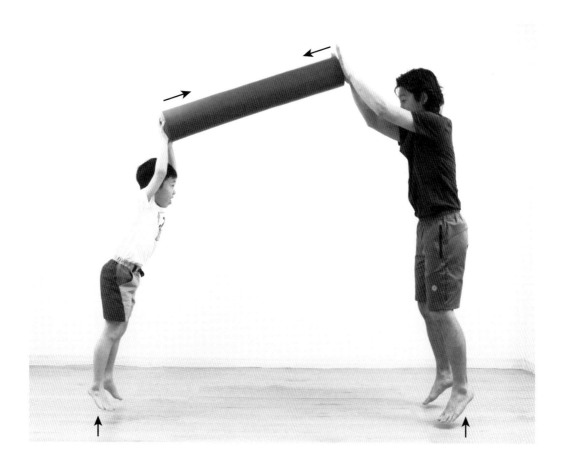

ローラー遊び

3.14　全身後出しじゃんけん

目　的：俊敏性，タイミング・リズムの同期，空間認知，平衡感覚，思考力，身体操作（バランスをとる）の能力を高める。

開始姿勢：2人でそれぞれフォームローラーに乗り，向かい合う。

動　作：「グー」「チョキ」「パー」を全身で表わし（写真参照），交互に後出しじゃんけんを行う。後出し側は，じゃんけんに勝つようにする。バランスを崩してローラーから落ちたら負けである。

注意点：
- ローラーが転がらないように，グリッポンベースなどで固定する。
- 夢中になりすぎて転倒しないよう注意する。

バリエーション：
- 負けるように後出しする方法や，あいこになるように後出しする方法，後出ししない方法でもできる。

開始姿勢

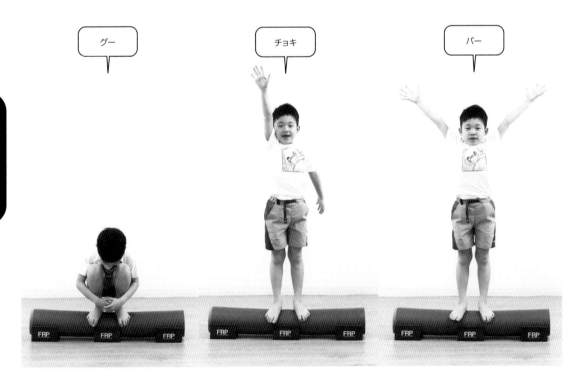

グー　　チョキ　　パー

ローラー遊び

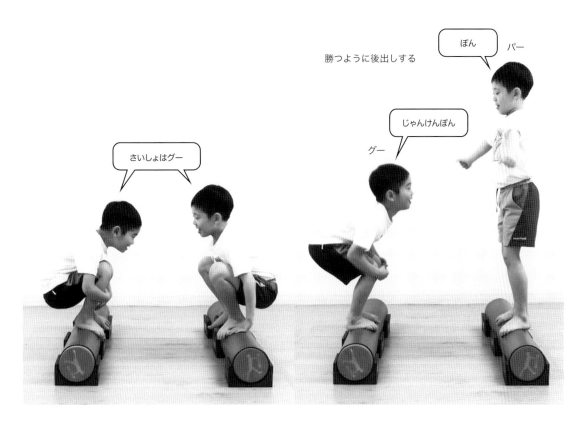

勝つように後出しする

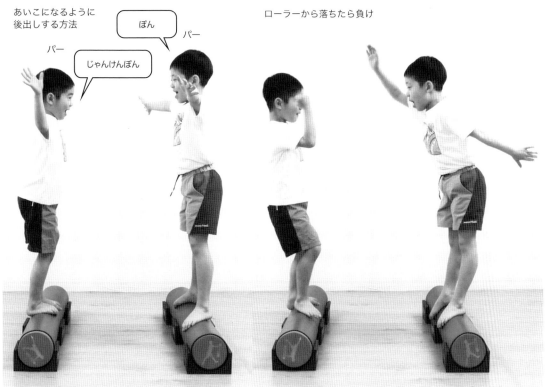

あいこになるように
後出しする方法

ローラーから落ちたら負け

3.15　タッチバランス

目　的: 空間認知，平衡感覚，タイミング・リズムの同期，集中力，身体操作（相手の動きに合わせる）の能力を高める。

開始姿勢

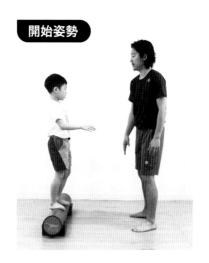

開始姿勢: 子どもはフォームローラーの上に立ち，大人はその正面に立つ。

動　作: 大人がいろいろな方向に手を出し，子どもはその手にタッチする。左右上下，いろいろな方向に手を出し，バランスをとらせる。テンポよく行う。

ポイント:
● 高すぎるところや遠すぎるところなど，難しすぎるところに手を出すと，子どもがやる気をなくすこともあるので，注意する。

注意点:
● ローラーが転がらないように，グリッポンベースなどで固定する。

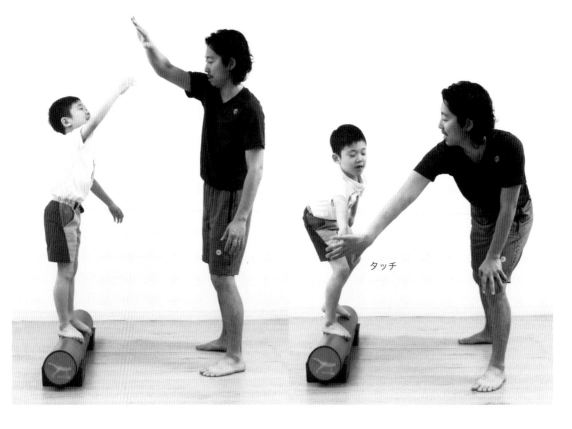

タッチ

ローラー遊び

バリエーション１：
● 慣れてきたら，子どものタッチする手を，右手だけ，左手だけと限定する。

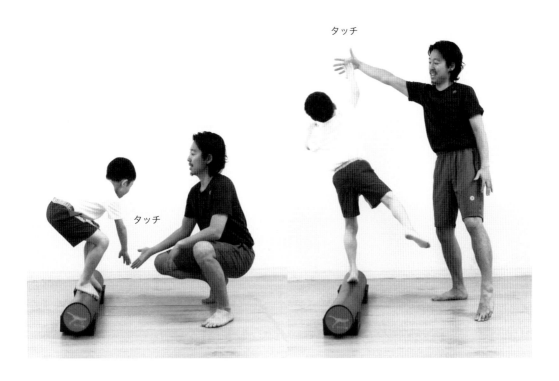

タッチ

タッチ

バリエーション２：
● 子どもは足でタッチする。

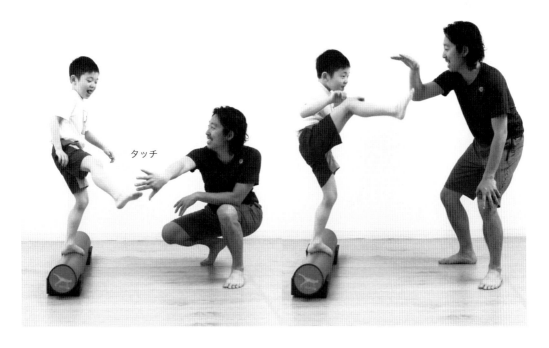

タッチ

ローラー遊び

3.16 鏡対決

目　的：空間認知，平衡感覚，思考力（認識），集中力，
身体操作（模倣）の能力を高める。

開始姿勢

開始姿勢：子どもはフォームローラーの上に立ち，大人
はその正面に立つ。

動　作：
❶大人は，ヨガのポーズや動物のまねなど，いろいろな
　ポーズをとる。
❷子どもは，バランスをとりながらポーズをまねて同じ
　動きをする。

ポイント：
● 大人はできるだけわかりやすい大きな動きをする。

注意点：
● ローラーが転がらないように，グリッポンベースなどで
　固定する。

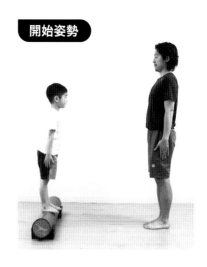

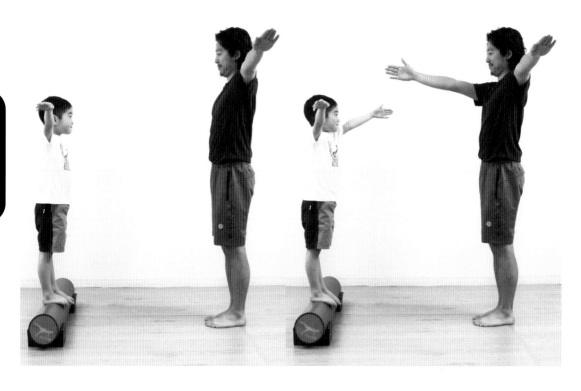

ローラー遊び

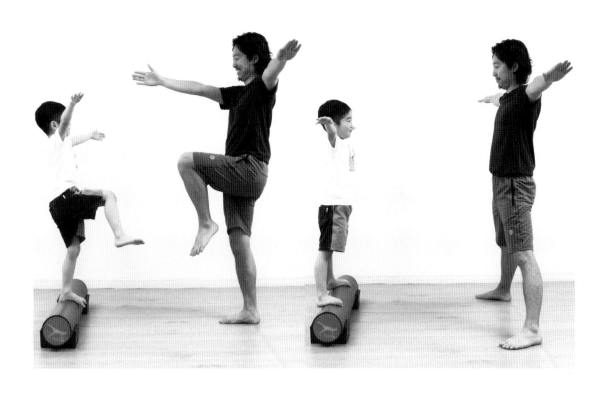

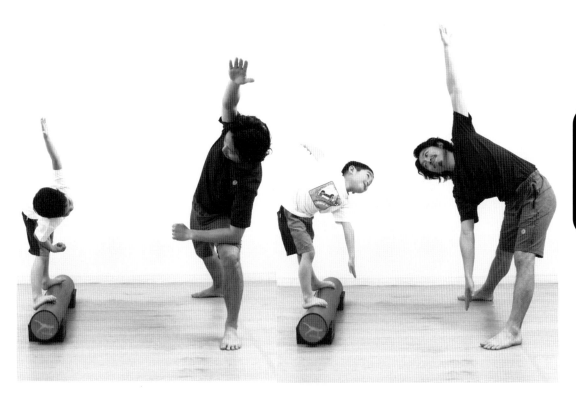

3.17 ぐねぐねバランス

目　的：俊敏性，平衡感覚，集中力，身体操作（外力をいなす）の能力を高める。

開始姿勢：2人の子どもが向かい合って別々のフォームローラーの上に立ち，1つのローラーの両端を持つ。

動　作：

❶❷1人の子どもがローラーをいろいろな方向へ動かす。もう1人の子どもは，倒れないようにローラーをいなす。

❸〜❺動かす役といなす役を交代する。

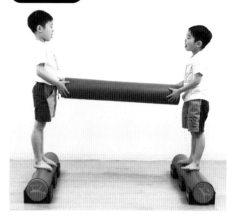

❶

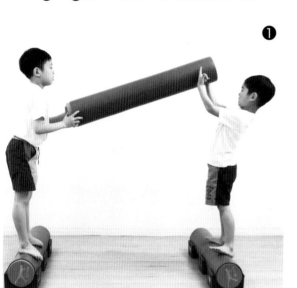

注意点：

● ローラーが転がらないように，グリッポンベースなどで固定する。

● 急激に動かすと難しくなるので，ゆっくり動かすようにする。

❷

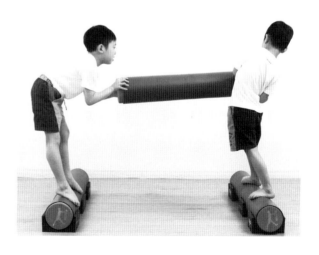

❸

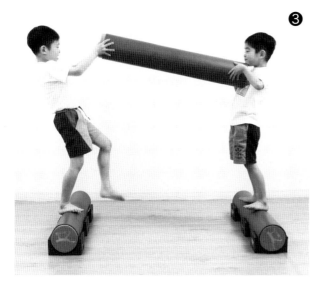

❹

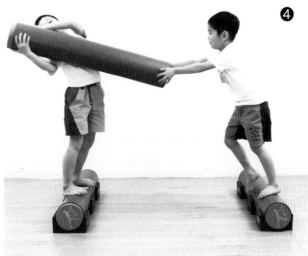

❺

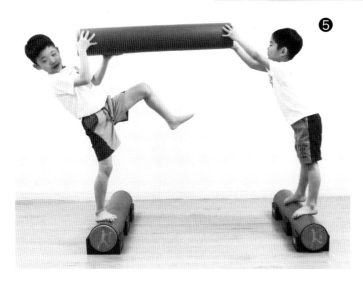

3.18　振り向きぽん

目　的：空間認知，平衡感覚，タイミング・リズムの同期，集中力，身体操作（ペアで動きを合わせる）の能力を高める。不安定な状況で全身を動かすことで，関節間での連鎖的な動きを促す。

開始姿勢：2人の子どもがフォームローラーの上に背中合わせに立つ。

動　作：
❶右（あるいは左）→❷左（あるいは右）→❸下→❹上の順番に体を捻ったり，屈んだり，のけぞったりして，両手でタッチする。リズミカルに行い，テンポを徐々に上げていく。

開始姿勢

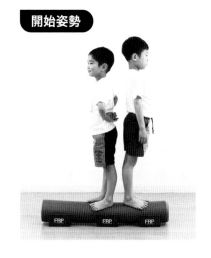

横でタッチ

横でタッチ

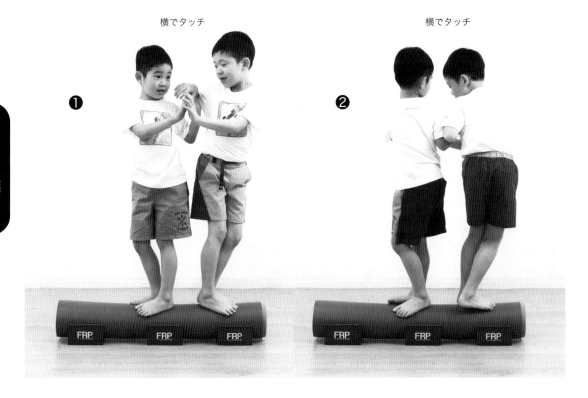

❶　　　　　　　　　　　　　　❷

ローラー遊び

ポイント：
● 雑にならないように，しっかりと体を動かしていることを確認する。

注意点：
● ローラーが転がらないように，グリッポンベースなどで固定する。

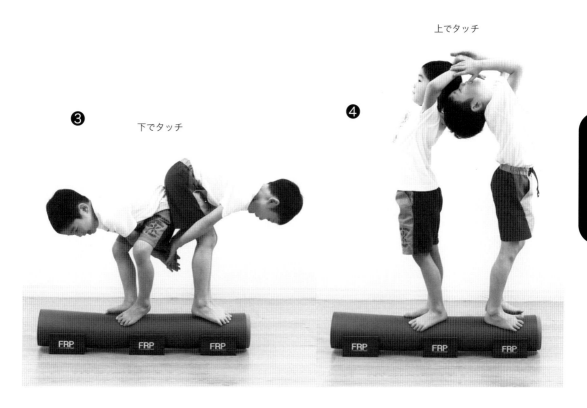

❸ 下でタッチ

❹ 上でタッチ

3.19 手押し相撲（横）

目　的：俊敏性，平衡感覚，集中力，身体操作（押す・耐える）の能力を高める。足部の底屈，背屈の機能を高める。

開始姿勢：フォームローラーを２本並べ，その上に２人の子どもが向かい合わせに立つ。

動　作：バランスをとりながら手押し相撲をする。ローラーから落ちたら負けである。

ポイント：
● 相手の顔や体など，手以外の場所に触ってはいけない。

開始姿勢
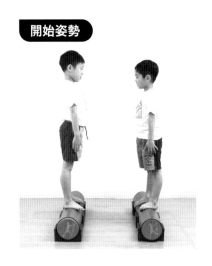

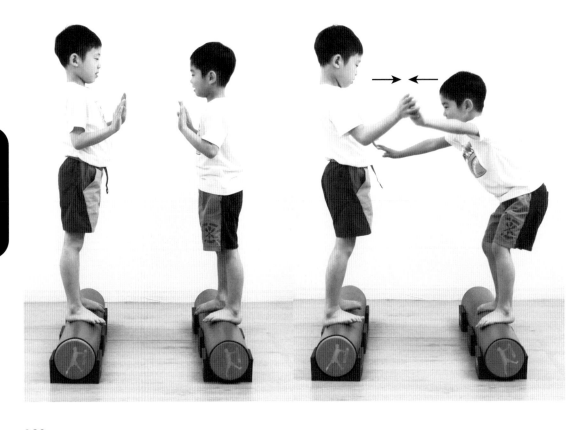

ローラー遊び

注意点：

● ローラーが転がらないように，グリッポンベースなどで固定する。

● 相手を転倒させないよう，強く押しすぎないように注意する。

● 顔を押すと危険なので，事前に注意する。

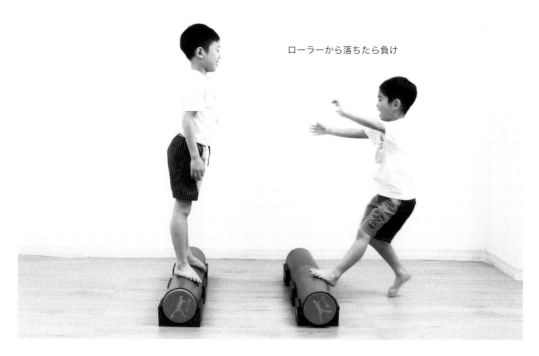

ローラーから落ちたら負け

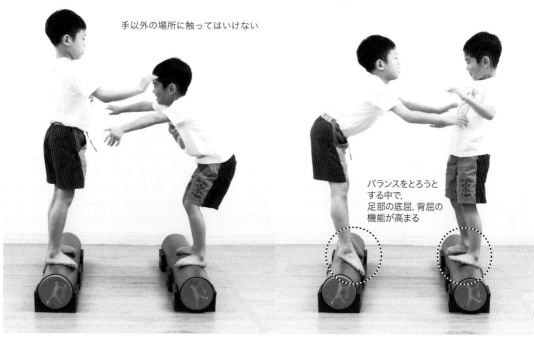

手以外の場所に触ってはいけない

バランスをとろうと
する中で，
足部の底屈，背屈の
機能が高まる

ローラー遊び

121

3.20　手押し相撲（縦）

目　的：俊敏性，平衡感覚，集中力，身体操作（押す・耐える）の能力を高める。

開始姿勢：2人の子どもが，1本のフォームローラーの上で向かい合わせに立つ。

動　作：バランスをとりながら手押し相撲をする。ローラーから落ちたら負けである。

ポイント：
● 相手の顔や体など，手以外の場所に触ってはいけない。

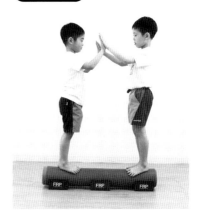

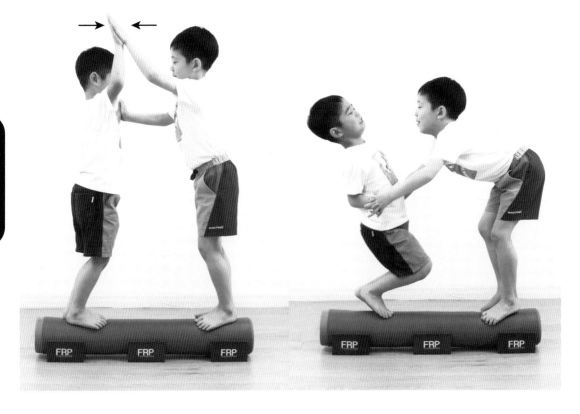

ローラー遊び

注意点：

● ローラーが転がらないように，グリッポンベースなどで固定する。

● 相手を激しく転倒させないよう，強く押しすぎないように注意する。

● 顔を押すと危険なので，事前に注意する。

ローラーから落ちたら負け

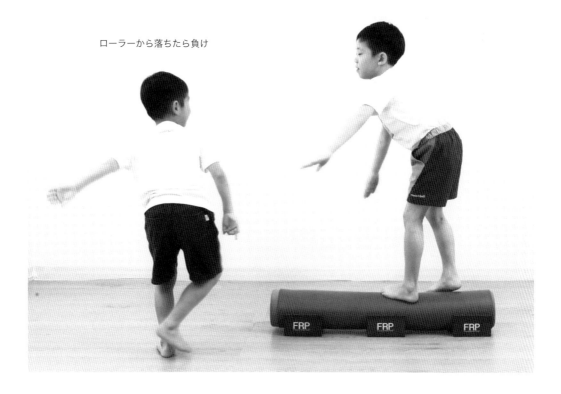

3.21　腹押し相撲

目　的：脚力，集中力と，身体操作（押す・耐える）
の能力を高める。

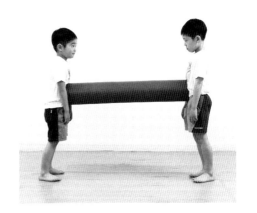

開始姿勢

開始姿勢：2人の子どもが向かい合って立ち，
フォームローラーを腹部で支える。

動　作：腹部（へそのあたり）で押し相撲をとる。
20秒間でたくさん押された側が負けである。

注意点：
- ローラーが外れないように，手でしっかりと支
  える。
- ローラーが曲がってしまうことがあるが，その
  時には歪みを戻す。

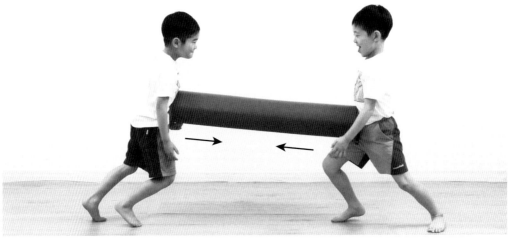

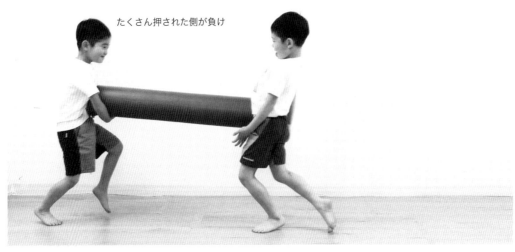

たくさん押された側が負け

3.22　ヘッドプッシュ

目　的：脚力，集中力と，身体操作（頭頂で押す）の能力を高める。体の中心であり，抗重力伸展活動の要である頭頂で押すことで，体の伸長力を高める。

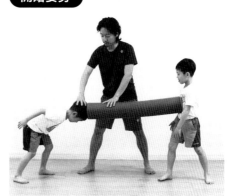

開始姿勢

開始姿勢：フォームローラーの端に 1 人の子どもが頭頂を当て，もう 1 人は腹部と手で支える。

動　作：ローラーに頭頂を当てた子どもは，押しながら前に進む。腹部に当てた子どもは，10 秒間動かないように耐える。

注意点：
- ローラーがずれやすいので，2 人とも手でしっかり支える。

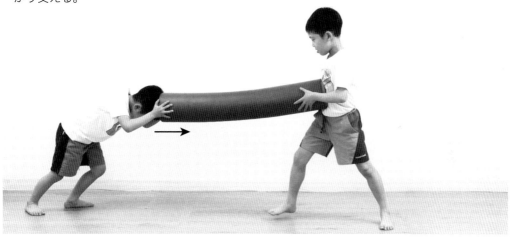

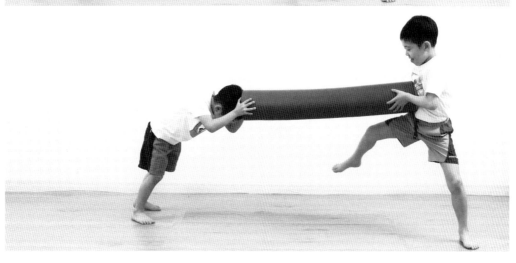

ローラー遊び

3.23 ローラーパス

目　的：俊敏性，集中力と，タイミング・リズムの同期，空間認知，身体操作（受け渡す）の能力を高める。

開始姿勢：2人の子どもが，間隔を少しあけて背中合わせに立つ。1人がフォームローラーを持つ。

動　作：
❶もう1人の子どもに，上からローラーを手渡す。
❷受け取った子どもは，下からローラーを手渡す。
　❶❷を繰り返す。テンポよく行い，徐々に速度を上げていく。

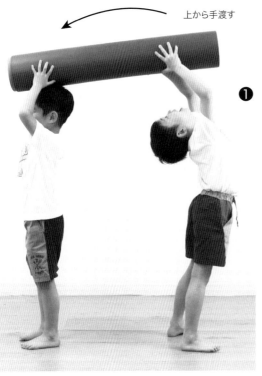

上から手渡す

❶

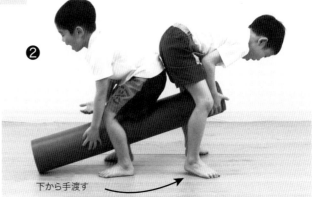

❷

下から手渡す

ローラー遊び

126

❸今度は，右の方向からローラーを手渡す。

❹受け取った子どもも，右（受け取った側と反対側）からローラーを手渡す。

　　❸❹を繰り返す。テンポよく行い，徐々に速度を上げていく。

注意点：

● 事前に周りにぶつかるものがないか確認し，スペースを確保してから始める。

バリエーション：

● ❶→❷→❸→❹と続けて行う。

❸

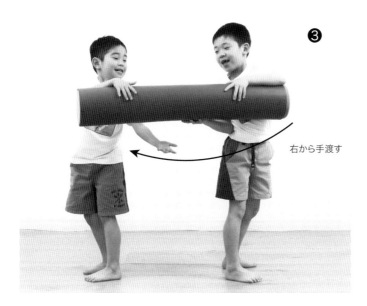

右から手渡す

❹

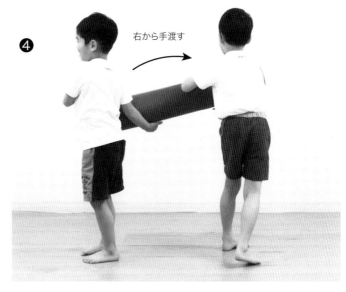

右から手渡す

3.24　サッカーステップ

目　的：脚力，跳躍力，俊敏性，集中力と，平衡感覚，タイミング・リズムの同期，身体操作（ステップ，足タッチ）の能力を高める。

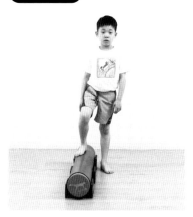

開始姿勢

開始姿勢：フォームローラーの横に立ち，片足をローラーに乗せる。

動　作：30秒間，ローラーにつま先だけをタッチして，ローラーをまたぎながらサイドステップする。テンポを，90 BPMから110 BPMまで徐々に上げていく。

注意点：
- ローラーが転がらないように，グリッポンベースなどで固定する。
- 転倒，捻挫に注意する。

ローラー遊び

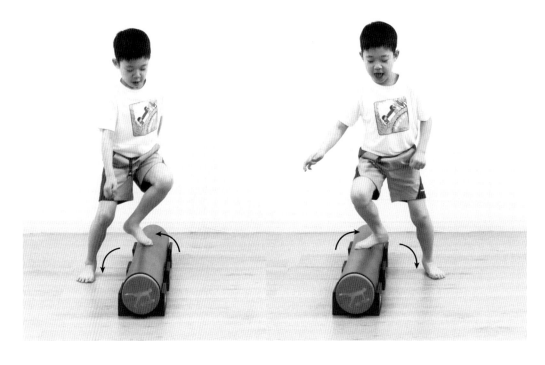

バリエーション：
● ローラーを横に置いて，その後ろに立ち，同じようにつま先だけをタッチして，左右の足を
入れ替えるようにステップする。

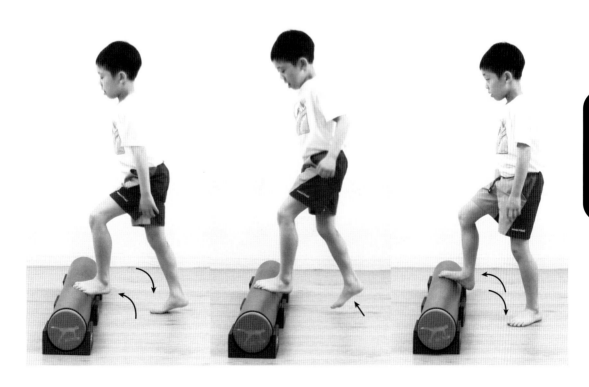

ローラー遊び

3.25　起き上がりサポート

目　的：集中力と，身体操作（相手に合わせる，起き上がる）の能力を高める。

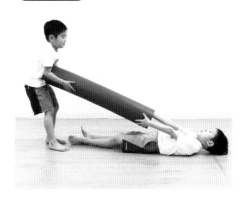

開始姿勢

開始姿勢：1人の子どもは床の上に仰向けになり，もう1人は立つ。1本のフォームローラーのそれぞれの端を持つ。

動　作：

❶❷立っている子どもがローラーを引っ張り，仰向けの子どもをサポートして上体を起こさせる。仰向けの子どもは，そのサポートを利用して起き上がる。

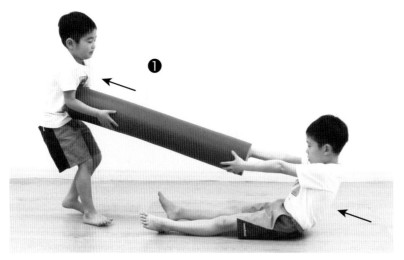

❶

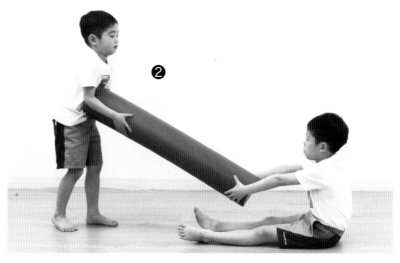

❷

ローラー遊び

❸～❺床の上の子どもは，起き上がって座位になったら，今度はゆっくりと倒れていき，仰向けに戻る。立っている子どもは，それをサポートする。

注意点：
● 途中で手を離したりしないように，ゆっくりと行う。

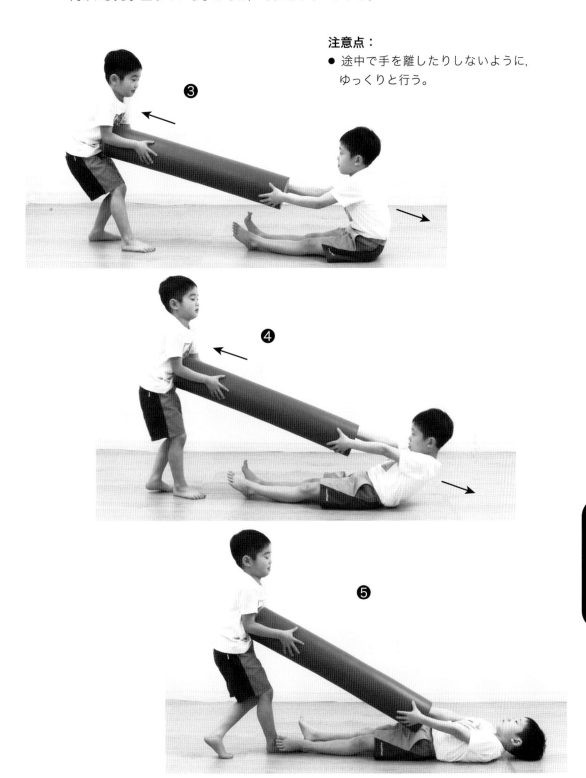

3.26　手からビーム

目　的：集中力と，身体操作（押す）の能
力を高める。

開始姿勢：2人の子どもが向かい合わせに立
ち，フォームローラーのそれぞれの端に手の
ひらを当てる。腕をできるだけ伸ばし，体か
ら離れたところでローラーを支える。

動　作：ローラーの端と端を押し合う。押
されたほうが負けである。

注意点：
● 押している間に手が外れないように，ロー
　ラーをしっかりと持ってから始める。

開始姿勢

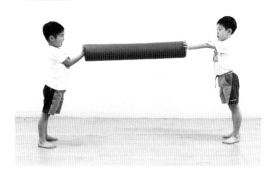

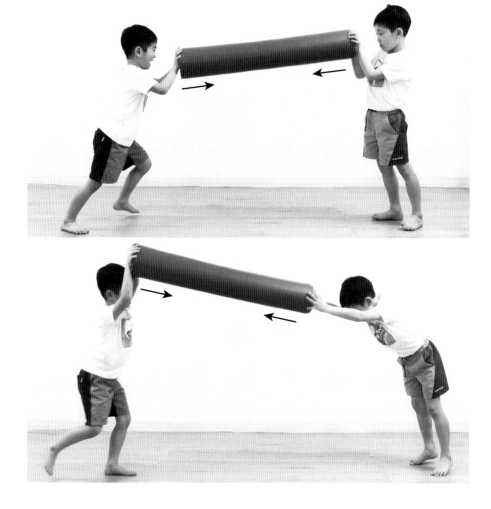

ローラー遊び

3.27　ローラー回り競争

目　的：俊敏性，集中力と，空間認知，身体操作（力の調整）の能力を高める。

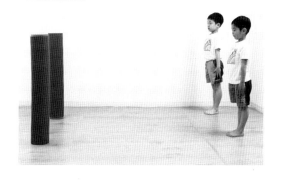

開始姿勢：フォームローラーを人数分立て，そこから数メートル離れて立つ。

動　作：合図とともにスタートし，ローラーを倒さないようにその周りを回り，戻ってくる。早く戻ってきたほうが勝ちである。ローラーを倒したら，戻してから走り直す。

注意点：
● 床などが滑らないように，事前に確認が必要である。

バリエーション：
● 右回り，左回りと決めて行う。
● 2周，3周と増やして行う。

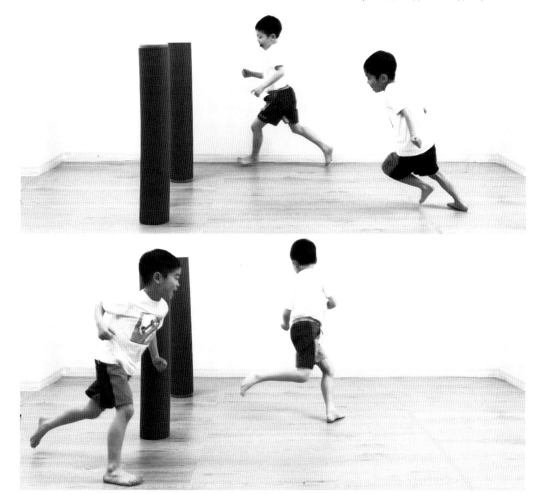

ローラー遊び

3.28　平均台じゃんけん

目　的：集中力，思考力と，平衡感覚，身体操作（バランスをとる）の能力を高める。

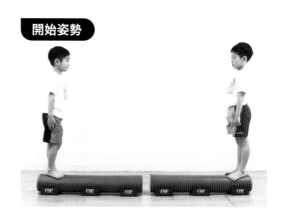

開始姿勢

開始姿勢：複数のフォームローラーを横に並べ，2人の子どもがその外側の端に乗り，向かい合って立つ（写真では2本のローラーで行っているが，可能であればより多くのローラーを並べ，長い平均台をつくる）。

動　作：

❶合図とともにローラーの上を早足で進む。

❷相手とぶつかったらじゃんけんをする。

❸❹負けた子どもは一度ローラーから下り，再びスタート地点から歩く。先にローラーの端にたどり着いたほうが勝ちである。

注意点：

● ローラーが転がらないように，グリッポンベースなどで固定する。

● 白熱しすぎて転倒しないように注意する。

ローラー遊び

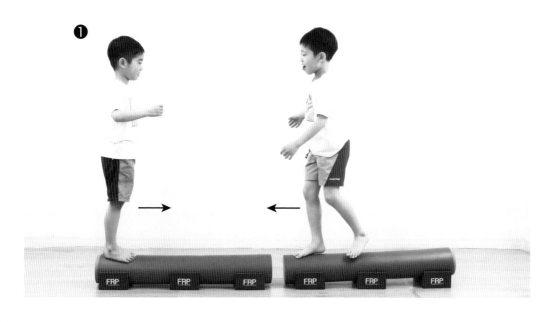

❶

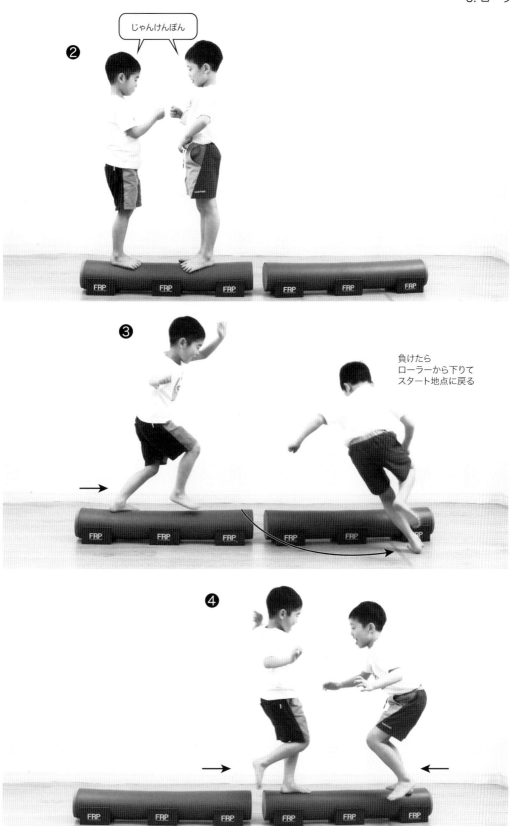

負けたら
ローラーから下りて
スタート地点に戻る

3.29　ロングジャンプ

目　的: 脚力, 跳躍力, 集中力と, 空間認知, 身体操作（ジャンプ）の能力を高める。

開始姿勢: フォームローラーを何本か並べて置き, そこから助走用の距離をとって立つ。

動　作:
❶ローラーを飛び越える。
❷同じようにジャンプして戻る。

注意点:
● ローラーが転がらないように, グリッポンベースなどで固定する。
● 着地時にしっかりと足で踏ん張れるような場所で行う。

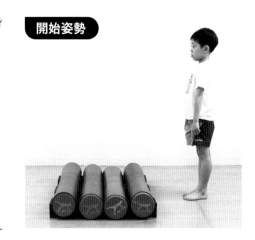
開始姿勢

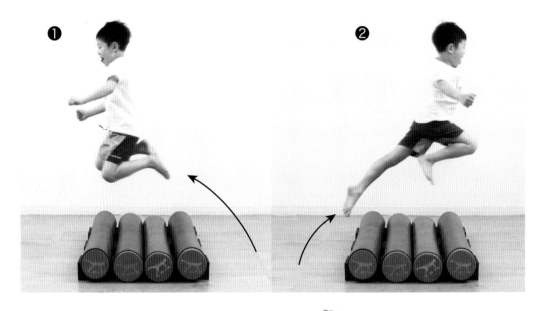

バリエーション:
● 徐々にローラーの本数を増やす。

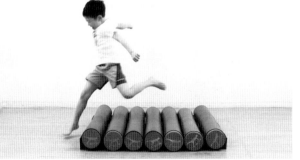

ローラー遊び

3.30　スライダー

目　的：脚力，跳躍力，集中力，俊敏性と，空間認知，身体操作（うつ伏せで伸びる）の能力を高める。

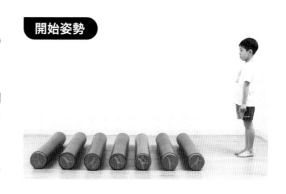

開始姿勢

開始姿勢：フォームローラーを何本か，間隔をあけて並べ，そこから助走用の距離をとって立つ。

動　作：ローラーにダイビングスライドする。

ポイント：

● ローラー間の距離が適切でないと滑らずに止まってしまうので，いろいろ試して適切な距離をみつけるとよい。

注意点：

● 周囲のものに激突しないよう，事前にスペースを確保する。

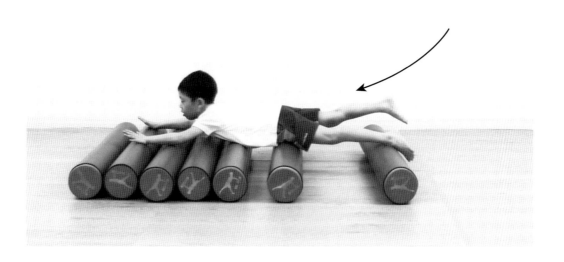

ローラー遊び

3.31　ソフトタッチ

目　的：俊敏性，集中力と，空間認知，身体操作（力の調整）の能力を高める。

準　備：約 2 m ほど離れた 2 本の線上に，フォームローラーを 3 本ずつ，間隔をあけて立て，走路をつくる。

開始姿勢：走路の端に立つ。

開始姿勢

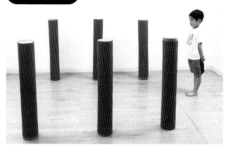

動　作：

❶〜❸左右のローラーに順番にタッチしながら走る。ローラーは倒さないようにし，倒した場合には起こしてから走り直す。

❹❺1 番奥のローラーにタッチしたら，同じようにタッチしながらスタート位置に戻る。

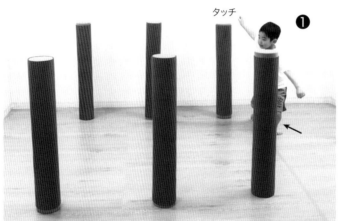

タッチ ❶

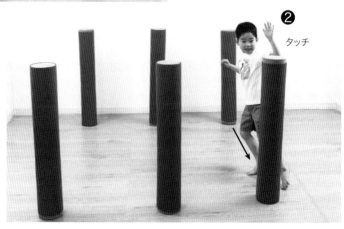

❷ タッチ

ローラー遊び

タッチ ❸

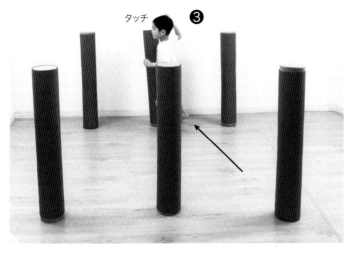

ローラーが倒れたら立て直す

❹

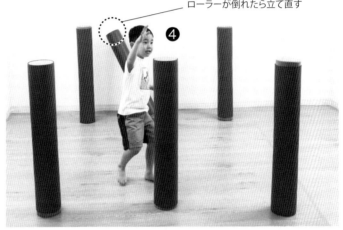

❺ タッチ

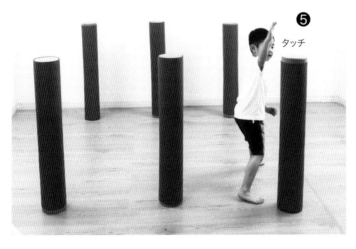

ローラー遊び

バリエーション：
● 複数で競争したり，何秒で戻ってこられるか時間を測定する。

3.32　スラローム

目　的:俊敏性, 集中力と, 空間認知, 身体操作（走る, すり抜ける）の能力を高める。

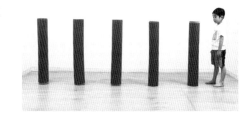

開始姿勢: 数本のフォームローラーを等間隔に立て, その端に立つ。

動　作:
❶❷ローラーを左右順番に避けながら, できるだけ速く走る。ローラーを倒さないようにし, 倒した場合には起こしてから走り直す。

❸〜❺ 1番奥のローラーを回ったら, 同じようにスタート位置まで戻る。

注意点:
● 子どもの体格によってローラーの適切な間隔は変わるので, 随時調整が必要である。

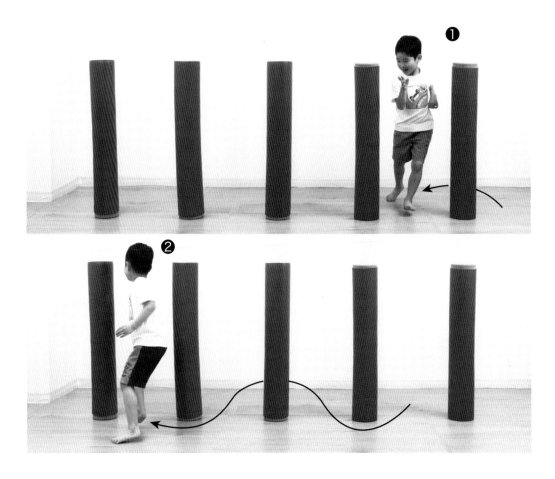

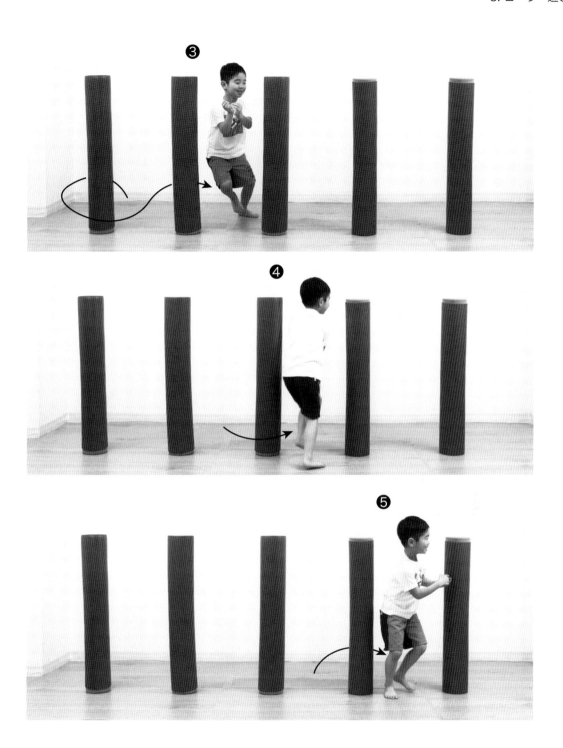

バリエーション：
● 複数で競争したり，何秒で戻ってこられるか時間を測定する。

ローラー遊び

3.33　集団遊び：どんじゃんけん

　集団遊びを行うと，グループの一体感が生まれ，楽しく運動を行うことができるようになる。また，仲間と協力することで，コミュニケーションスキルの上達を図ることもできる。

　「はやく，はやく！」「まわって，まわって！」「いいぞ，いいぞ！」などと声をかけて，全体の雰囲気を盛り上げよう。また，楽しく行うためには，バランスよくチーム分けすることも重要である。

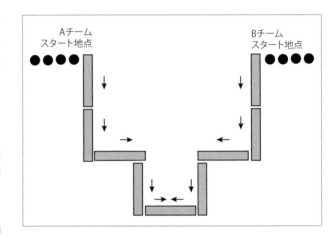

目　的：俊敏性，平衡感覚，集中力と，空間認知を高める。チームで戦うことで，敵方や仲間の状況を観察する能力，仲間と協力するための協調性，コミュニケーション能力を高める。

準　備：フォームローラーを9本つなげて並べ，コースをつくる。3人以上のチームを2つつくる。

開始姿勢：コースのそれぞれの端に，各チームが1列に並ぶ。

動　作：
❶スタートの合図で，各チームの先頭の1人がそれぞれ，ローラーの上を歩いて前に進む。
❷コースの途中で2人が出会ったら，ハイタッチをしてからじゃんけんをする。
❸負けた子どもは道を譲り，自分のチームの最後尾へ並ぶ。負けた子どものチームからは，次のメンバーがスタートする。勝った子どもは，そのままコースを進む。また，途中でローラーから落ちたら，自分のチームの最後尾へ戻り，次のメンバーがスタートする。最終的に，敵陣に先に到着したほうが勝ちである。

注意点：
● ローラーが転がらないように，グリッポンベースなどで固定する。
● 興奮してローラーに飛び乗らないよう，注意する。

バリエーション：
● 慣れてきたら，コースをジグザグにしたり，横歩きで歩く場所を設定したりして，変化をつける。

3.34　サーキット遊び

　子どもは何ごとにも「飽きやすい」「他のことに気が向きやすい」という特徴がある。「集中しなさい」「まじめにやりなさい」と注意して無理強いするのではなく，子どもが飽きてしまう前に次々とプログラムを展開するほうが有効である。

　サーキット遊びとは，これまでに紹介したローラー遊びをいくつか組み合わせて行うものである。遊びの選び方，組み合わせ方は自由であり，多様な動きをテンポよく行うことがポイントである。子どもの自由な発想を取り入れ，「これやりたい！」を優先して工夫してみよう。

目　的：脚力，跳躍力，集中力と，身体操作（バランスをとる，ジャンプする）の能力を高める。ルールを理解し，それにしたがって遊ぶことができるようになる。

注意点：
● ローラーが転がらないように，グリッポンベースなどで固定する。
● サーキット遊びは，ルールを理解し守ることができる年齢でないと，行うことが難しい。著者のスタジオでは，対象年齢の目安を 4 歳以上としている。参加する子どもの年齢によって，難しい動作や危ない動作を避けるなど，適宜判断する必要がある。

【例 1】
準　備：複数のフォームローラーを，無理せず移動できるくらいの間隔でランダムに並べ，コースをつくる。「この区間はタンデム歩行をする」「ここでは両足ジャンプをする」など，ルールを決める。

開始姿勢：スタート地点に立つ。

動　作：
❶ローラーの上を落ちないように移動し，ルールにしたがっていろいろな動作をしながら前に進む。
❷コースの端に着いたら，同じように戻る。

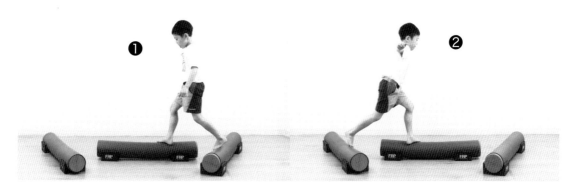

【例2】

準　備：複数のフォームローラーを床に並べたり,
立てたりして,コースをつくる。「この区間はタン
デム歩行をする」「ここでは両足ジャンプをする」
など,ルールを決める。

開始姿勢：スタート地点に立つ,

動　作：

❶～❸ローラーの上を移動したり,ローラーを
　　　倒さないように間を通り抜けたりして,
　　　コースを前に進む。途中,ルールにした
　　　がっていろいろな動作をする。

❹～❻コースの端に着いたら,同じように戻る。

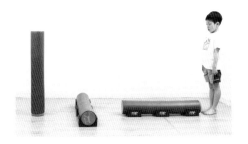

開始姿勢

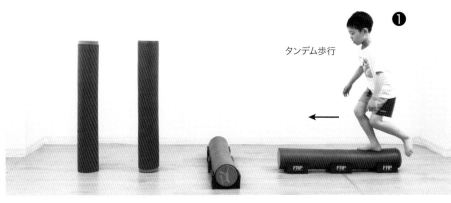

❶

タンデム歩行

ローラー遊び

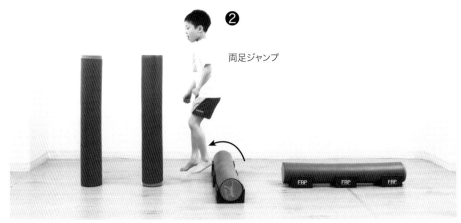

❷

両足ジャンプ

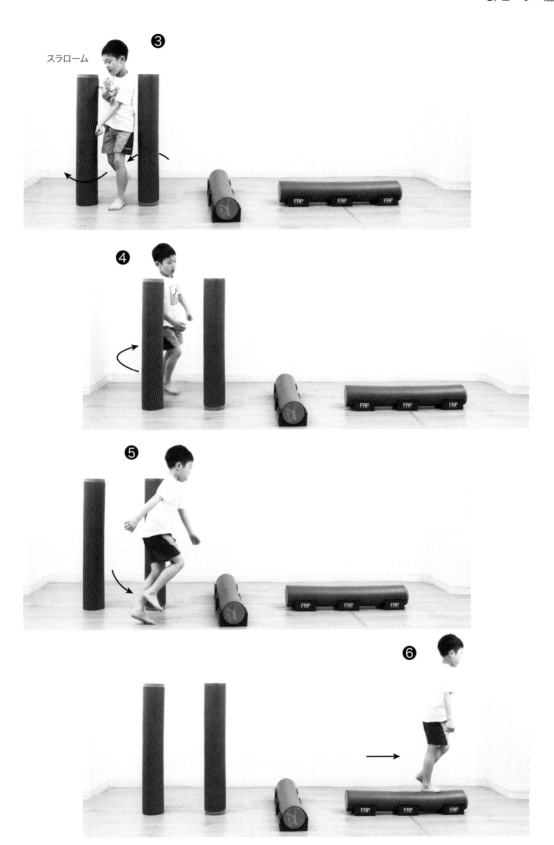

❸

スラローム

❹

❺

❻

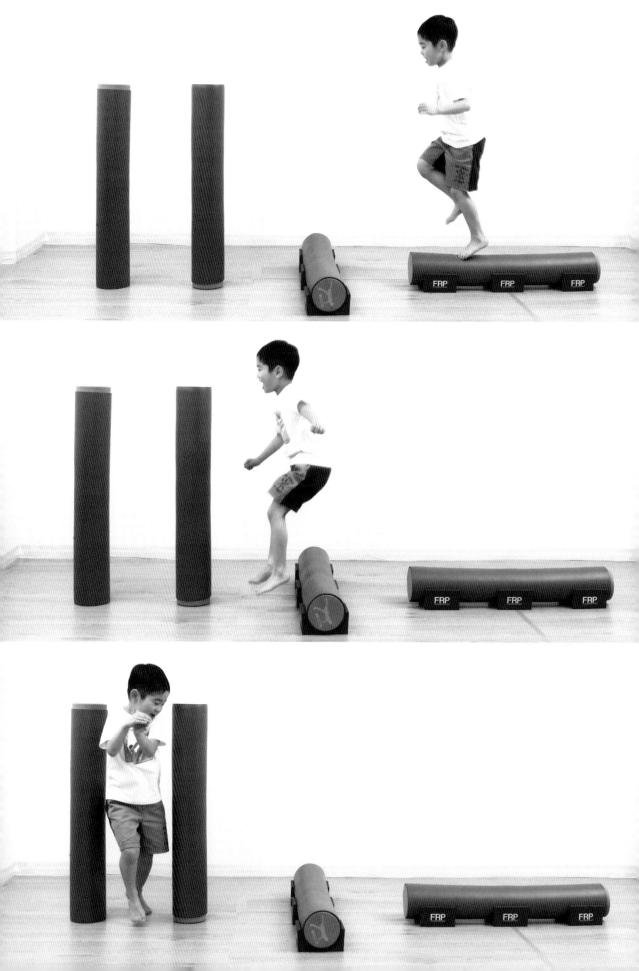

4
FRP エクササイズ

　小学生（7 歳以上）になると体も認知機能もしっかりしてきて，遊びだけでなくエクササイズも，意味合いを理解して行うことができるようになる。複雑なものや，強い筋力を必要とするものはまだできないが，子どもができるエクササイズは FRP の中にも数多くある。そういったエクササイズの中から，いくつか選んで紹介する。他のエクササイズについては，別書「ファンクショナルローラーピラティス」（ナップ，2016），「症状別ファンクショナルローラーピラティス」（ナップ，2017）を参照していただきたい。

FRP エクササイズの注意点
- ローラーにつまずいて転倒したり，ローラーから転落してケガをしないよう気をつける。また，ローラーを手に持って操作する場合には，周りの子どもにぶつけないよう注意する。
- 環境設定（適度なスペースを確保すること，周囲への配慮）も重要である。
- ローラーの上に乗るエクササイズでは，原則として，ローラーが転がらないようにグリッポンベース（第 2 章参照）で固定する。グリッポンベースがない場合には，ハーフカットのローラーを使用する。どちらの場合も，ローラーの端に乗らない，ローラーの上に飛び乗らないなど，使用する際の注意点についても事前に説明する。

FRPエクササイズ

4.1　デッドバグス

目　的：体幹の安定性を向上させる（内腹斜筋の強化）。股関節の分離運動を促す（腸腰筋の強化）。

開始姿勢：フォームローラーの上に仰向けになり，膝を立てる。足は骨盤の幅に広げる。

動　作：
❶手を天井に向かって上げ，肩甲骨を下げて首を長くする。
❷片脚を，膝を曲げたまま股関節から曲げて持ち上げ，バランスをとる。
❶に戻り，反対側でも同様に行う。
左右交互に行う。

ポイント：
● 腸腰筋が働きやすいように，息を吸いながら脚を持ち上げ，吐きながら下ろす（横隔膜と腸腰筋が連結しているため，吸気で腸腰筋が活性化する）。
● 肩や肘に力が入らないように，首を伸ばして行う。

注意点：
● ローラーが転がらないように，グリッポンベースなどで固定する。

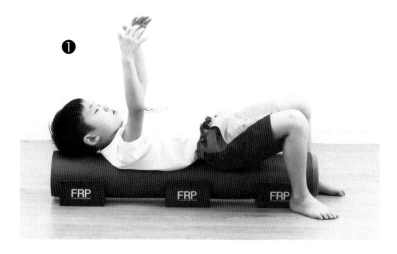

❶

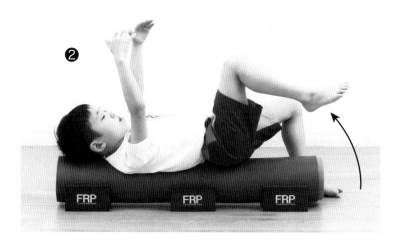

❷

バリエーション1:

● 脚を伸ばして行う。

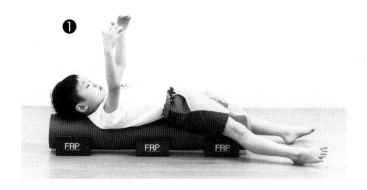

❶

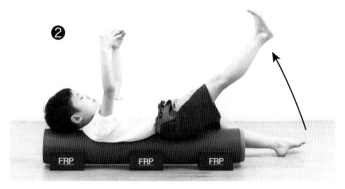

❷

バリエーション2:

❶両手を床について体を支え，膝を曲げて両脚を持ち上げる。可能であれば，片手を天井に向かって上げる。

❷さらに可能であれば，片脚を伸ばし，床と平行なところまで下げる。

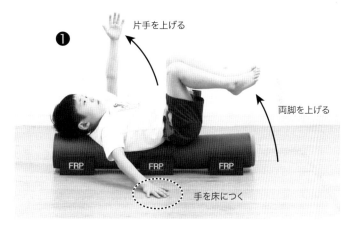

❶ 片手を上げる

両脚を上げる

手を床につく

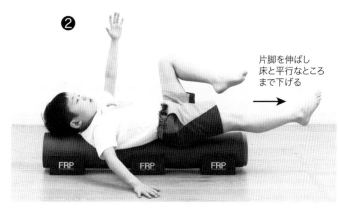

❷ 片脚を伸ばし床と平行なところまで下げる

4.2　つま先バウンス

目　的：脚・足（下腿三頭筋，足内筋）を強化する。正中化を促す。

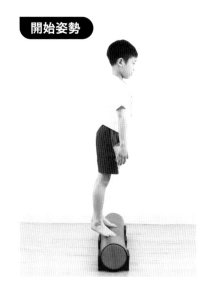

開始姿勢

開始姿勢：フォームローラーのトップに指の付け根を当てて立つ。

動　作：リズムよくバウンスする（弾む）。

ポイント：

- 肩など上半身の力を抜いて行う。
- 踵が下がらないようにする。

注意点：

- ローラーが転がらないように，グリッポンベースなどで固定する。
- 転倒に注意する。

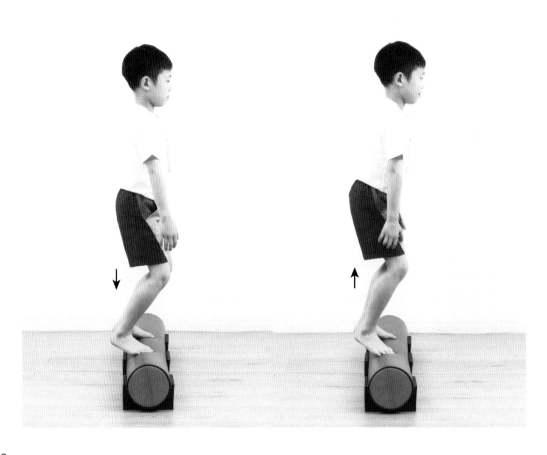

FRPエクササイズ

4.3　テナガザルウォーク

目　的： バランス能力，足部の安定性を向上させる。正中化を促す。

開始姿勢： フォームローラーの端にタンデム肢位（継足）で立つ。両手を横に広げてバランスをとる。

動　作：
❶テナガザルのようにバランスをとりながら前進する。
❷後ろ歩きで戻る。

注意点：
● ローラーが転がらないように，グリッポンベースなどで固定する。
● 慣れない子どもは手をつないでサポートしながら行う。
● 勢いで素早く歩くのではなく，片足で立つ時間を必ずとるようにする。

開始姿勢

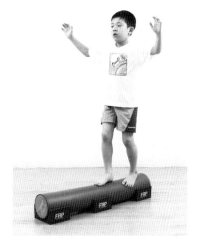

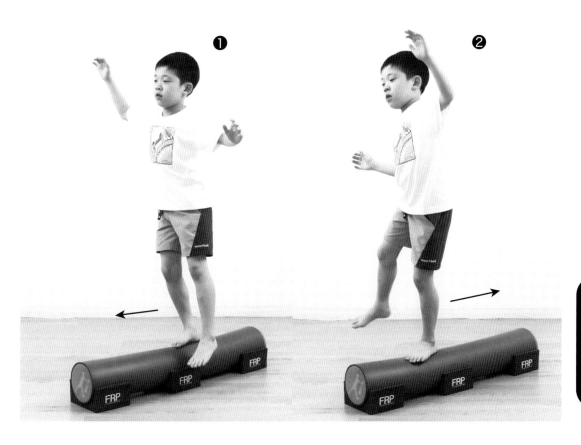

FRPエクササイズ

4.4　スワンダイブ

目　的：背筋（脊柱起立筋），ハムストリングを強化し，上肢での体重支持を鍛える（大胸筋と前鋸筋の強化）。

開始姿勢：フォームローラーを横向きに置き，その上にうつ伏せになる。手を床につき，へその下にフォームローラーが当たるようにする。

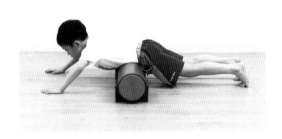

開始姿勢

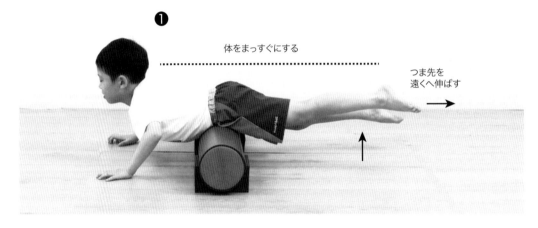

❶

体をまっすぐにする

つま先を
遠くへ伸ばす

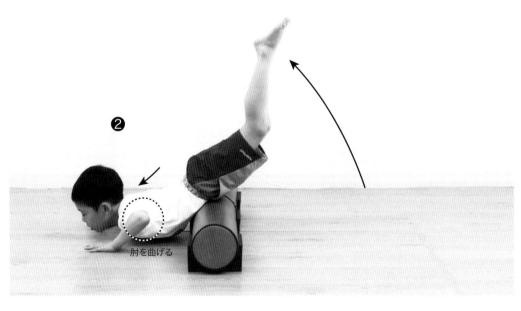

❷

肘を曲げる

動 作：

❶足を床から持ち上げ，体をまっすぐにし，つま先を遠くへ伸ばす。

❷肘を曲げ，上半身を床に近づけ，脚を高く上げる。

　❶❷を5回繰り返し，シーソーのように動く。

❸❶の姿勢に戻り，左右の脚を，水泳のバタ足のように交互に上下に動かす。

❹可能であれば，両手を床から離して行う。

注意点：

● ローラーが転がらないように，グリッポンベースなどで固定する。

● 腰を反りすぎないように気をつける。

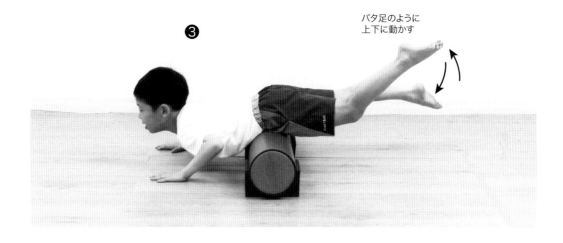

❸

バタ足のように
上下に動かす

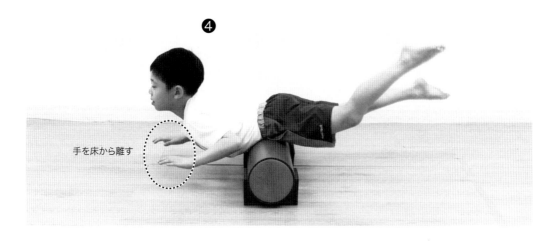

❹

手を床から離す

4.5　エッジ・トゥ・エッジ

目　的：体幹の安定性（腹斜筋），腕と脚の内転筋（大胸筋，内転筋）を強化する。

開始姿勢：仰向けになり，フォームローラーを手と足で挟むように持つ。肘と膝はまっすぐ伸ばす。

動　作：

❶右側に体を傾ける。できるだけギリギリのところまで倒す。

❷ギリギリのところで保持してから，ゆっくり開始姿勢に戻る。

❸左側にも同様に行う。

注意点：

● 倒れた時に危険がないよう，事前に周りの環境を確認しておく。

開始姿勢

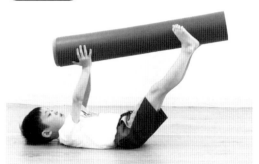

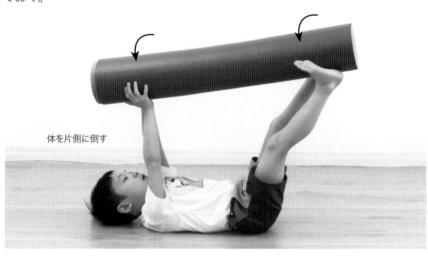
体を片側に倒す

バリエーション：

● 肘と膝を曲げて行う（強度を下げる）。

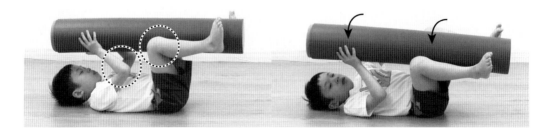

4.6　ジャンピング

目　的： 下肢筋力・瞬発力を増強する。上肢での体重支持（広背筋，僧帽筋）を鍛える。

開始姿勢： フォームローラーを床の上に立て，その上に両手を当てて立つ。

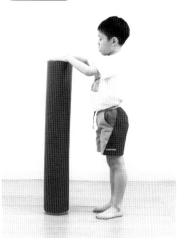

動　作： フォームローラーを押しながら，できるだけ高くジャンプする。

ポイント：
● 立っていたところと同じところに着地するようにする。

注意点：
● 転ばないように注意する。

バリエーション：
● 回数を決めて連続してジャンプする。

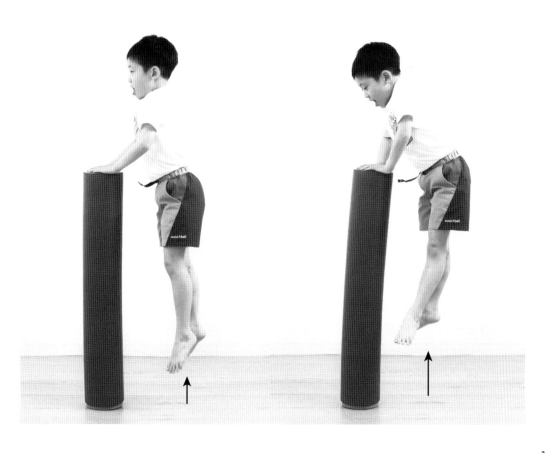

FRPエクササイズ

4.7　レッグプル・フロント

目　的:体幹筋（腹筋群），股関節伸展筋（ハムストリング，多裂筋）を強化し，肩甲帯（前鋸筋）を安定化する。

開始姿勢:フォームローラーを横向きに置き，肩幅より少し広いくらいに手を置く。指の付け根でバランスをとる。足はつま先立ちにする。

動　作:
❶片脚を持ち上げて伸ばす。
❷脚を元の位置に戻し，反対側の脚を持ち上げて伸ばす。
左右交互に繰り返す。

注意点:
● ローラーが転がらないように，グリッポンベースなどで固定する。
● 脚を持ち上げた時に，腰を反り過ぎないように注意する。

バリエーション:
● 同じ側の脚を何回か繰り返す方法もある。

開始姿勢

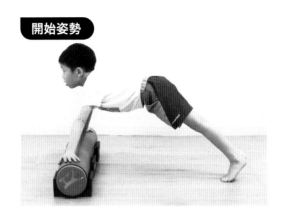

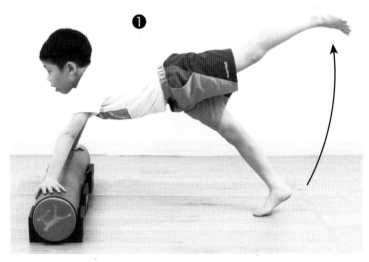

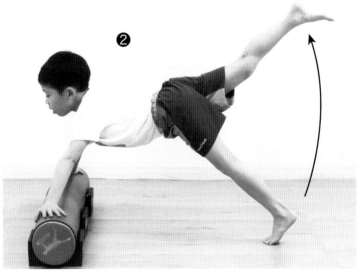

FRPエクササイズ

156

4.8　レッグプル・フロント・エルボウオンローラー

目　的:体幹筋（腹筋群），股関節屈曲筋（腸
腰筋）を強化し，肩甲帯（前鋸筋）を安定化
する。

開始姿勢:フォームローラーを横向きに置
き，トップの位置に肘を置く。両手を握り，
肘とつま先で体を支える。

動　作:
❶片側の膝を肩に近づけるように曲げる。
❷脚を元の位置に戻し，反対側の膝を同じ
　ように曲げる。
左右交互に繰り返す。

ポイント:
● 開始姿勢で，腰が落ちないよ
　うにする。

注意点:
● ローラーが転がらないように，
　グリッポンベースなどで固定
　する。

バリエーション:
● 同じ側の脚を何回か繰り返す
　方法もある。

開始姿勢

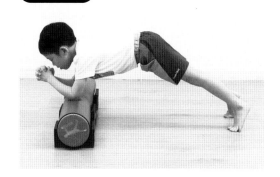

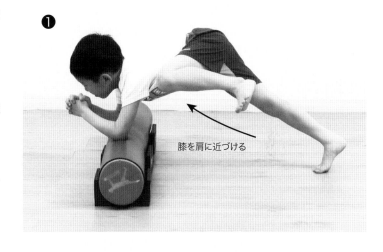

膝を肩に近づける

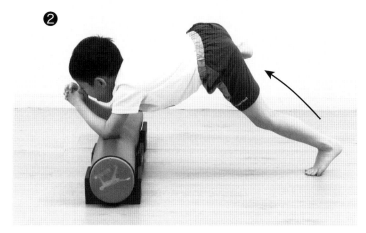

4.9　サイ・ストレッチ・オンローラー

目　的：前面筋（腹筋群，大腿四頭筋）を強化する。正中化を促す。

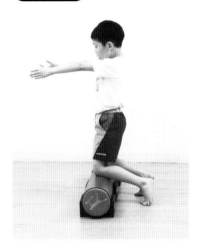

開始姿勢：フォームローラーを横に置き，その上に膝立ちになる。両腕を伸ばしたまま前に上げる。

動　作：
❶体を一直線にしたまま，膝を支点にして後ろに傾ける。
❷数秒保持してから，ゆっくりと開始姿勢に戻る。

ポイント：
● 呼吸は，腹筋を強く働かせるために，体を後ろへ傾ける時に吐き，戻る時に吸う。
● 体を後ろに倒しすぎると，戻って来られなくなるので，ちょうどよい程度を探すようにする。

注意点：
● ローラーが転がらないように，グリッポンベースなどで固定する。

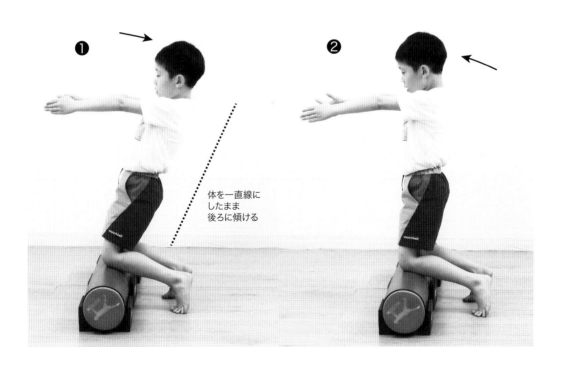

❶ 体を一直線にしたまま後ろに傾ける
❷

FRPエクササイズ

4.10　スタンディング・アダクション：バリエーション2

目　的：正中化，バランス能力を強化し，歩行をパターン化*する。

開始姿勢：フォームローラーを横に置き，その上に立つ。ローラーのトップの真上に内果が来るようにする。

動　作：片脚を前後に振る。歩く時と同じように，対側の腕もリズムよく振る。反対側でも同様に行う。

ポイント：
● 倒れないようにバランスをとりながら行う。

注意点：
● ローラーが転がらないように，グリッポンベースなどで固定する。
● 転倒に注意する。

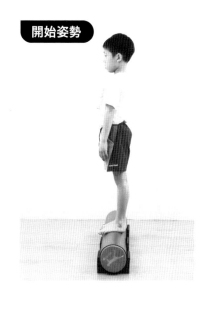

開始姿勢

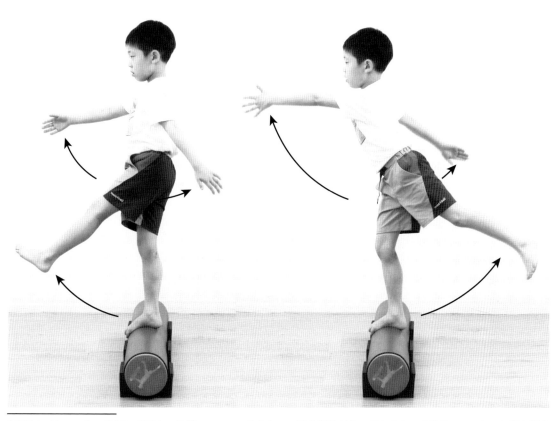

---

*歩行のパターン化：歩行に必要な，片脚でバランスをとりつつ腕と脚を対角に動かすという動作のパターンを繰り返すことで，小脳での運動学習を促すこと。歩行にはリズムが重要で，このような無意識の姿勢制御が必要となる。

FRPエクササイズ

4.11　サイド・バランス

目　的：側腹筋（腹斜筋，腰方形筋），股関節周囲筋（中殿筋）を強化する。

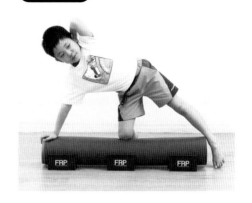

開始姿勢

開始姿勢：フォームローラーを床に置き，その横に立つ。ローラーの反対側の端に手を置き，片膝をついて，横向きで体を支える。上の手は後頭部に置き，頭を支える。

動　作：

❶❷上側の脚を持ち上げ，リズミカルに上下させる。

❸上側の脚を円を描くように回す。

❹❺反対側でも同様に行う。

ポイント：

● 体はできるだけまっすぐに伸ばし，潰れないようにする。

注意点：

● ローラーが転がらないように，グリッポンベースなどで固定する。

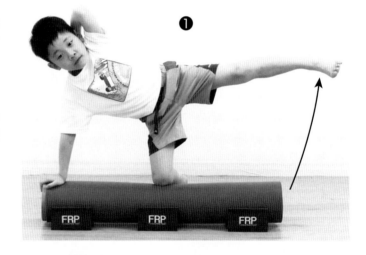

❶

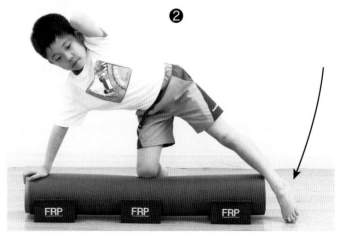

❷

FRPエクササイズ

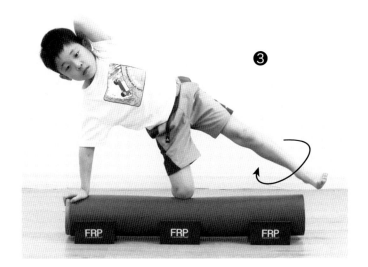

❸

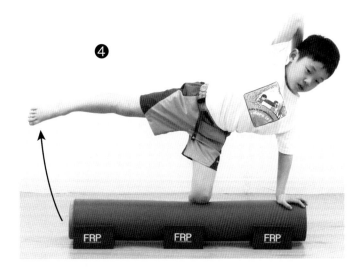

❹

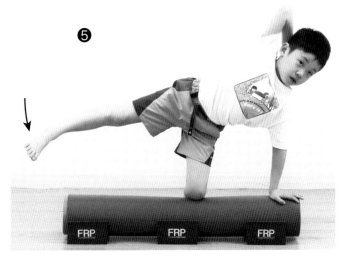

❺

4.12　スケーティング・バランス

目　的：バランス能力を向上させる。足部（前・後脛骨筋, 長・短腓骨筋）を安定化する。

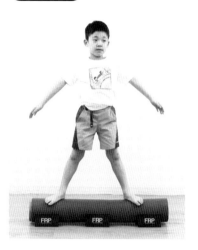

開始姿勢：フォームローラーを床に置き，その上に大の字に立つ。

動　作：

❶体重を片足に移動させ，反対側の足を滑らせて引き寄せながら，軸足側の手を上げる。

❷可能であれば，内側の足を浮かして，片足で立つ。同時に，軸足側の腕を上に伸ばし，体側を伸ばす。

❸開始姿勢に戻る。

❹❺反対側にも同様に行う。

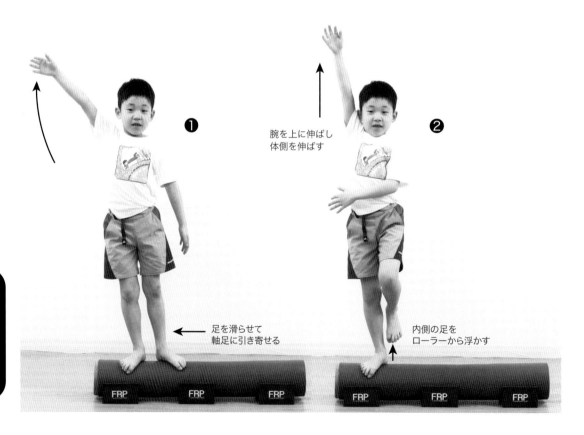

❶

足を滑らせて
軸足に引き寄せる

❷

腕を上に伸ばし
体側を伸ばす

内側の足を
ローラーから浮かす

FRPエクササイズ

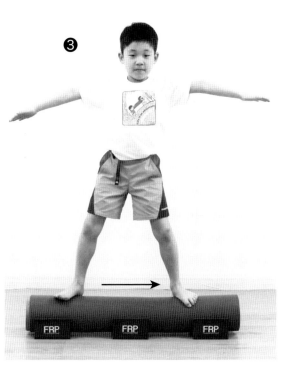

ポイント：
- 初めはゆっくりと行う。慣れてきたら，徐々にスピードを上げ，リズミカルかつスムーズに動けるようにする。

注意点：
- ローラーが転がらないように，グリッポンベースなどで固定する。
- 転倒に気をつける。

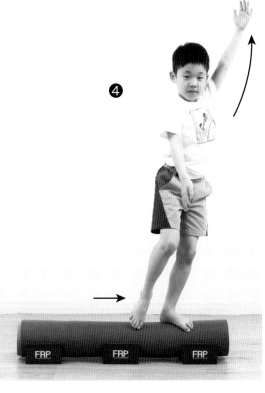

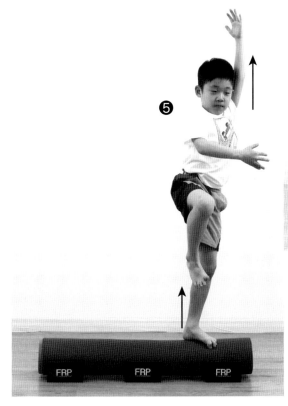

FRPエクササイズ

引用・参考文献 ••

第1章　子どもの体と心

第1節　子どもの体力・運動能力の現状：二極化

平川和文 他：体力の二極化進展において両極にある児童生徒の特徴．発育発達研究，37：2008．

Mehlman CT et al：Hyphenated history: the Hueter-Volkmann law. Am J Orthop, 26：798-800, 1997.

高沢晴夫：骨端線に及ぼす伸張力の影響．体力科学，9（2）：84-99，1960．

Witvrouw E et al：Does soccer participation lead to genu varum? Knee Surg Sports Traumatol Arthrosc, 17（4）：422-427, 2009.

日本レクリエーション協会：文部科学省委託「おやこ元気アップ！事業」ブック「親子でタッチ！」，2009．

足立　稔 他：3年間にわたる子どもの体力縦断的変化が形態，生活習慣，心身の健康指標におよぼす影響．岡山大学大学院教育学研究科研究集録，153：81-87，2013．

北野利夫：筋肉・関節の成長・発達．バイオメカニズム学会誌，32（2）：61-64，2008．

ジョン J. レイティ 他（著），野中香方子（訳）：脳を鍛えるには運動しかない―最新科学でわかった脳細胞の増やし方．NHK出版，東京，2009．

三好基治 他：陸上競技選手の骨盤傾斜，脊柱側弯，脚筋力差および下肢の障害におよぼす脚長差の影響．体力科学，35：200-208，1986．

第2節　子どもが運動することの意義

足立　稔 他：3年間にわたる子どもの体力縦断的変化が形態，生活習慣，心身の健康指標におよぼす影響．岡山大学大学院教育学研究科研究集録，153：81-87，2013．

春日晃章：幼児期における体力差の縦断的推移：3年間の追跡データに基づいて．発育発達研究，41：17-27，2009．

馬場宏輝 他：保護者の運動・スポーツ実践と意識が子どもの体力向上に与える影響に関する研究．仙台大学紀要，40：97-110，2008．

松本依子 他：幼児の運動能力に影響を及ぼす要因．日本家政学誌，44：439-449，1993．

渡辺　渚：幼児の運動能力に影響を与える要因―母親への子どもの生活環境に関する調査を通して．金沢大学研究紀要，55：13-117，2009．

井上芳光 他：母親の運動経験・活動性が幼児の運動量・運動能力に及ぼす影響．日本生理人類学会誌，11：1-6，2006．

須賀由紀子：子どもの身体・運動・遊び―健やかな体を育む生活文化の探求．実践女子大学生活科学部紀要，43：92-103，2006．

前橋　明：0～5歳児の運動あそび指導百貨．ひかりのくに，大阪，2004．

中村和彦：運動神経が良くなる本―「バランス」「移動」「操作」で身体は変わる！　マキノ出版，東京，2011．

第3節　脳科学からみた運動の効果

ジョン J. レイティ 他（著），野中香方子（訳）：脳を鍛えるには運動しかない―最新科学でわかった脳細胞の増やし方．NHK 出版，東京，2009．

ジョン J. レイティ 他（著），野中香方子（訳）：GO WILD 野生の体を取り戻せ！―科学が教えるトレイルラン，低炭水化物食，マインドフルネス．NHK 出版，東京，2014．

アンダース・ハンセン（著），御舩由美子（訳）：一流の頭脳．サンマーク出版，東京，2018．

アーサー C. ガイトン 他（著），御手洗玄洋 他（訳）：ガイトン生理学，原著第 11 版．エルゼビア・ジャパン，東京，2010．

第4節　子どもに多い外傷・障害

整形外科疾患ビジュアルブック，第 2 版，学研メディカル秀潤社，東京，2018．

中村　利孝　他（監）標準整形外科学，第 12 版，医学書院，東京，2014．

Saidoff DC 他（著），赤坂 清和 他（訳）：理学療法のクリティカルパス―下肢―症例から学ぶグローバルスタンダード．エルゼビア・ジャパン，東京，2005．

Saidoff DC 他（著），赤坂 清和 他（訳）：理学療法のクリティカルパス―上肢・脊椎―症例から学ぶグローバルスタンダード．エルゼビア・ジャパン，東京，2004

石井　慎一郎（監）：膝関節理学療法マネジメント–機能障害の原因を探るための臨床思考を紐解く，メジカルビュー社，東京，2018．

運動器の健康・日本協会ホームページ：http://www.bjd-jp.org/index.html

日本整形外科学会ホームページ：https://www.joa.or.jp/index.html

第5節　生活習慣，スポーツと体の歪み

Watanabe K et al：Physical activities and lifestyle factors related to adolescent idiopathic scoliosis．J Bone Joint Surg Am，99（4）：284-294，2017．

三好基治 他：陸上競技選手の骨盤傾斜，脊柱側弯，脚筋力差および下肢の障害におよぼす脚長差の影響．体力科学，35：200-208，1986．

松村将司 他：骨盤下肢アライメントの年代間の相違とその性差．理学療法科学，29（6）：965-971，2014．

畠山智行 他：大腿骨頸部前捻角が股関節屈曲角度に及ぼす影響．理学療法科学，32（6）：855-860，2017．

市村竜治 他：膝上顆軸を基準とした大腿骨頸部前捻角の評価–3D 術前計画ソフト "Athena" を用いて–．日関病誌，33（4）：455-460，2014．

Couture DE et al：Efficacy of passive helmet therapy for deformational plagiocephaly: report of 1050 cases．Neurosurg Focus，35（4）：E4，2013．

Warren MP et al：Scoliosis and fractures in young ballet dancers．Relation to delayed menarche and secondary amenorrhea．N Engl J Med，315（14）：905，1986．

林　　隆 他：重力の新生児脳血流へ及ぼす影響―パワーフロー法の応用．Neurosonology，12（2）：59-63，1999．

林　　隆 他：一側後頭部の扁平と寝返り開始の向き．脳と発達，23：362-365，1991．

小枝達也 他：未熟脳の頭位による変形―超音波断層法による観察．脳と発達，19：517-519，1987．

脇田正実：大腿骨軸写撮影法の基礎的および臨床的研究．昭医大誌：56（2）：140-152，1996．

寺本喜好 他：脚長差の発生と要因に関する一考察．運動生理，7（4）：227-234，1992．

第6節　子どもと環境
Louv R：Do our kids have nature-deficit disorder? Educ Leadership, 67(4)：24-30, 2009．

西澤　昭：はだし教育の効果について―土踏まず形成や他の要因へ及ぼす影響．生涯スポーツ学研究，8（2）：1-9，2012．

寺田光世 他：長期はだし教育が児童の発育発達に及ぼす影響について（第1報）．京都教育大学紀要，B67：15-23，1985．

Rice HM et al：Footwear matters-influence of footwear and foot strike on load rates during running. Med Sci Sports Exerc, 48（12）：2462-2468, 2016．

第7節　幼児の身体的特徴
中村　肇（監）：小児保健学，日本小児医事出版社，東京，2003．

林　承弘：子どもとロコモと生活習慣―運動器検診のめざすもの－．臨床栄養，128：460-464，2016．

日本スポーツ協会：幼児期からのアクティブチャイルドプログラム．https://www.japan-sports.or.jp/Portals/0/acp/index.html

第8節　体と心
春木　豊 他：新版　身体心理学―身体行動（姿勢・表情など）から心へのパラダイム．川島書店，東京，2016．

平澤昌子：自己調整力を高めるボディワーク― 身体感覚を取り戻すハンナ・ソマティクス．BABジャパン，東京，2013．

三木成夫：内臓とこころ．河出書房新社，東京，2013．

竹内京子：脳ナビ．医学教育出版社，東京，2017．

ポールD. マクリーン（著），法橋　登（訳）：三つの脳の進化―反射脳・情動脳・理性脳と「人生らしさ」の起源．工作舎，東京，1994．

第9節　失敗から成功へ
竹内京子：脳ナビ．医学教育出版社，東京，2017．

川畑浩久：セラピストのための解剖生理学の教科書．ナツメ社，東京，2015．

中島雅美（監）：運動・からだ図解　生理学の基本．マイナビ，東京，2013．

第10節　親子関係と子どもの褒め方，叱り方
佐藤弘道：未就学児及びその親を対象とした運動教室の効果．体力科学，64：30，2015．

山口　創：幸せになる脳はだっこで育つ― 強いやさしい賢い子にするスキンシップの魔法．廣済堂出版，東京，2013．

山口　創：子供の「脳」は肌にある．光文社，東京，2004．

山口　創：身体接触によるこころの癒し：こころと体の不思議な関係．全日本鍼灸学会雑誌，64（3）：132-140，2014．

山口　創 他：両親から受けた身体接触と心理的不適応との関連．健康心理学研究，13（2）：

19-28, 2000.

Helen M et al：The smoke around mirror neurons：goals as sociocultural and emotional organizers of perception and action in learning. Mind Brain and Education, 2（2）：67-71, 2008.

小林　登 他：脳と教育 7. 学習とミラーニューロンシステム. Child Research Net, 2009. https://www.blog.crn.or.jp/report/01/07.html.

日本スポーツ協会：幼児期からのアクティブチャイルドプログラム. https://www.japan-sports.or.jp/Portals/0/acp/index.html

第Ⅱ章　準　備
第 1 節　指導の実際

池谷祐二：パパは脳研究者–子どもを育てる脳科学–. クレヨンハウス, 東京, 2017.

天野ひかり：子供が聴いてくれて話してくれる会話のコツ. サンクチュアリ出版, 東京, 2016.

索 引

●著　者

中村　尚人（なかむら　なおと）

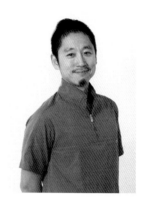

　株式会社 P3 代表取締役，一般社団法人日本ヘルスファウンデーション協会代表理事，予防運動アドバイザー，理学療法士，ピラティスインストラクター（Polestar Pilates Rehabilitation Course 修了），ヨガインストラクター（E-RYT 500：Registered Yoga Teacher）（sVYASA, INTL YTIC：Vivekananda Yoga Anusandhana Samsthana International Yoga Therapy Instructor Course 修了）。ファンクショナルローラーピラティス®，エボリューションウォーキング®考案者。

　1999 年　理学療法士免許取得。学校法人東京慈恵会医科大学附属第三病院，同柏病院，社団法人永生会永生クリニック，老人保健施設マイウェイ四谷勤務を経て，2011 年　東京都八王子市に studio「TAKT EIGHT」設立。ピラティス第 1 世代　ロリータ・サンミゲルワークショップへ参加。2012 年　株式会社 P3 設立。2014 年　一般社団法人日本ヘルスファウンデーション協会設立，現在に至る。2018 年　studio「UPRIGHT」設立。

　著書に『コメディカルのためのピラティスアプローチ』（2014，ナップ），『ファンクショナルローラーピラティス―フォームローラーでできる 104 のエクササイズ―』（2016，ナップ）など，訳書に『ティーチングピラティス』（2010，ナップ，監訳），『ピラーティス・アナトミィ』（2013，ガイアブックス，監訳）など，DVD に『DVD ピラティス入門』（2013，BAB ジャパン，出演・監修），『いちばんよくわかるピラティスレッスン』（2019，学研）などがある。

　4 児の父である。

保坂　知宏（ほさか　ともひろ）

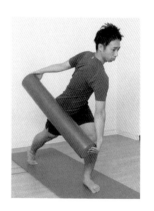

　予防運動アドバイザー，理学療法士，ピラティスインストラクター（ファンクショナルローラーピラティスマスタートレーナー），ヨガインストラクター（RYT200：Registered Yoga Teacher），エボリューションウォーキングインストラクター。キッズファンクショナルローラーピラティス　コンテンツ作成・指導者養成講師。ファンクショナルローラーピラティス　フィジカルケア南藤沢校指導者養成講師。

　2007 年　理学療法士免許取得，医療法人未来上溝・田名整形外科リハビリクリニック，医療法人社団淳厚会ニュータウン北島整形を経て，2018 年　医療法人社団ケアクリークなかざわ整形外科へ入職。

　2 児の父である。

●写真モデル

中村　尚悟

中村　篤尚

子どものためのファンクショナルローラーピラティス
からだ遊び，フォームローラーを使った遊びとエクササイズ　　　　　　（検印省略）

2020 年 3 月 16 日　第 1 版　第 1 刷

著　者　中村　尚人　Naoto Nakamura
　　　　保坂　知宏　Tomohiro Hosaka
発行者　長島　宏之
発行所　有限会社ナップ
　　〒 111-0056　東京都台東区小島 1-7-13 NK ビル
　　TEL 03-5820-7522 ／ FAX 03-5820-7523
　　ホームページ　http://www.nap-ltd.co.jp/
印　刷　三報社印刷株式会社